U0262223

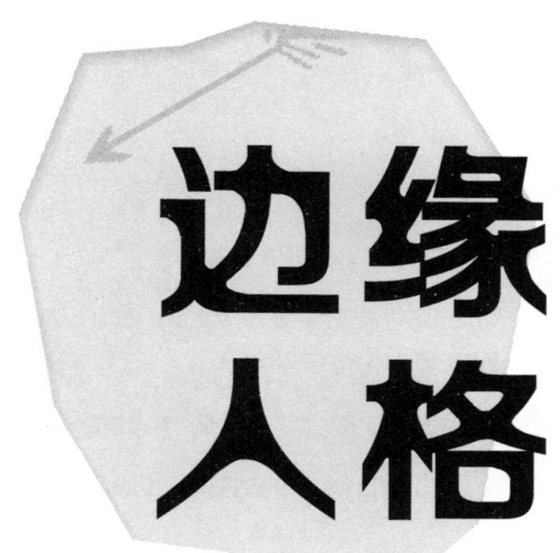

边缘人格

Borderline Personality

李训维　著

人民东方出版传媒
People's Oriental Publishing & Media
東方出版社
The Oriental Press

本书通过四川一览文化传播广告有限公司代理，经台湾宝瓶文化事业股份有限公司授权出版中文简体字版本。

图书在版编目（CIP）数据

边缘人格 / 李训维 著 . — 北京：东方出版社，2022.12
ISBN 978-7-5207-2859-1

Ⅰ. ①边…　Ⅱ. ①李…　Ⅲ. ①人格障碍—精神疗法　Ⅳ. ① R749.910.5

中国版本图书馆 CIP 数据核字（2022）第 120052 号

边缘人格
（BIANYUAN RENGE）

作　　者：李训维
责任编辑：邢　远
出　　版：东方出版社
发　　行：人民东方出版传媒有限公司
地　　址：北京市东城区朝阳门内大街 166 号
邮　　编：100010
印　　刷：北京明恒达印务有限公司
版　　次：2022 年 12 月第 1 版
印　　次：2022 年 12 月第 1 次印刷
开　　本：880 毫米 ×1230 毫米　1/32
印　　张：6.75
字　　数：103 千字
书　　号：ISBN 978-7-5207-2859-1
定　　价：52.00 元
发行电话：（010）85924663　85924644　85924641

目录

001 自序 永不停止的焦虑

009 引子 美丽故事的哀伤结局

PART1 受伤的无面者

边缘人格的样貌

021 没安全感的人生

029 戏剧化的爱情

037 长不大的王子与公主

043 爱你、恨你与非黑即白

049 长不出的自我

055 关不起来的敏感接受器

060 逃不开的悲惨与冲突

066 得不到你，就伤害你

PART2 挣扎求生的苦痛

起因与社会脉络

077 边缘人格的成因与相处之道
086 边缘型人格疾患的特征与防卫机制
092 无所不在的恐惧
098 破碎的自我认同
103 受限于病理观的临床诊断
109 主要照顾者是“边缘因子”的散布原
116 走入“边缘化社会”的危险文化
122 被埋没的隐性边缘人格

PART3 安全感是最终解药

给亲友的协助原则

130 渐进式互动，给予有界限的温暖
137 活得刺激，比平淡无趣有真实感
141 不当“全能拯救者”
147 三大“安全陪伴”原则

PART4　如何协助与疗愈？

给助人者的咨商指南

160　助人者的常见困境

171　助人者的六大基本功

182　专业训练的限制

189　心理治疗四阶段

201　咨商关系结束

205　曲终

自序　永不停止的焦虑

当焦虑来临时，世界充满张牙舞爪的怪物

恐惧，是幼儿时期我们所遇到的第一件大事，成年后，却成为我们很少谈论到的情绪。它看似强烈，同时也反映出人性脆弱的一面，但在我们的文化中，恐惧并不是一个能被接受的词。我们倾向于表达身体的病痛而不是心里的脆弱，渐渐地，恐惧被我们悄悄地转变，变成我们能接受的“担心”和“焦虑”。这也是我所看到的，人世间最令人心疼的人生样貌。

“每一天，都有好多的事情值得焦虑和担心：工作环境不佳、职场上的人际冲突、自己的健康问题、亲密伴侣关系的失去、别人看似没有意义的谈话与交流内容……对我来说，这些都会变成永无止境的焦虑，让我担心不好的事情会发生。这些焦虑、担心平常不会发生，但若是有任何风吹草动，让它变得‘可能发生’，我会期待能把它控制在手里——用自我伤害的方

式，对付可能会离开我的另一半；用情绪勒索，控制想要自己空间的孩子；减少去陌生地方；一直吃熟悉的食物；做规律性的仪式动作等。面对这个张牙舞爪的世界，我每天都不由自主地全身紧绷、烦恼，甚至因为无法控制场面而忧郁、难过。这些事情没有所谓喜欢或不喜欢，因为我确信这个世界就是这样——孤独、危险，一点都不安全。”

这段文字所描述的这些辛苦的人，我后来知道他们有个专业名词：边缘型人格疾患（Borderline Personal Disorder，简称BPD）。

在我开始咨商工作前，还在受训实习阶段时，“人格疾患”还很少人谈论，虽然在书上看过资料，但那时甚至还有人不知道边缘人格到底包含哪些症状。不过，令人讶异的是，所有碰过这类型人格疾患的人都说，他们对专业助人者来说，是不容易治疗的对象，甚至很难帮助他们。即使有一天真的碰到了，个案往往欲言又止，很难讲清楚，让人一头雾水。

一开始，我并不知道这些事情代表的是什么，直到我开始咨商工作，真正深刻地接触到这些人事物之后，我才发现一个共同的议题：其实我们并不了解他们。很多关于边缘人格的描述，都是书本上的知识，甚至是一些传说般口耳相传的故事。

我在书里面看到的他们，充满了很多负面线索和诊断标准，所有我听到、看到的内容，都是从“专业知识”角度去解读，有点理性，有点冷漠，再加上一些认为这种人是“患者”的想法。我们很难去了解他们生活中的困难与挫折，只想着要好好地“治疗”他们，而不是尝试提供他们真正需要的协助。

这样的觉察与反思，让我深刻惊觉，所谓的“专业”，反而让我远离了我想要帮助的人群、想要投入的助人事业，特别是这类“不讨喜的人格疾患”。因此，我开始在自己的接案经验中观察：符合边缘型人格疾患诊断的人，到底跟我们有什么不同？为什么这个不同会让我们给他们一个诊断指标，而不只是被看成一般的适应问题？

在生活中看到的真实样貌

非常令人讶异地，我发现生活周遭充斥着这个族群的伙伴，他们有着很多不同的样貌，复杂到常常让人搞不清楚他们真正的样子……

在亲密关系中，他可能是一个容易不安、自我中心且具掌控欲的伴侣。在工作中，他可能会是一个挑剔而在乎细节的老板或同事。在家里，她可能是既爱撒娇又孩子气，任性、情绪容易起伏，有诸多要求，又想黏着孩子的母亲。在朋友圈，他可能是一个没有界限，不停在不同圈子中大谈生活委屈的抱怨者；而若在不熟悉的环境中，他又反而会是一个默不作声，有点畏缩、胆小，没存在感的人。

在我投入边缘型人格疾患的相关专业研究领域后，前后在台湾看到了几本类似的书籍，但依然没有跳脱出专业者的叙述与框架。为这类型的人发声的相当少，仍然都是从病理的角度去书写。而我身旁这些活生生的例子告诉我，不要再用书本上的知识去理解他们，因为那些观点跟他们真实的生活样貌距离好远。

我想用我自己的生命跟他们互动，看到他们的内心与生活，也唯有如此，才能真正地提供更适当的协助模式。

共同的痛苦与失落

我在咨商工作的第四年决定出来开相关的专业课程及训练。因缘巧合下，有很多边缘型人格疾患的伙伴们听闻课程，也都来“点亮”上课。我不敢说自己透过这样的方式，帮他们发声或做了多少，但我因而有了很多边缘人格的学员，也陆陆续续地获得更多与他们相处的机会。

好几次，我在台上上课，下面的几位学员看着我掉泪，也有些伙伴面有异色，不断地窃窃私语。最令我印象深刻的一次，是在上课的过程中，有位学员愈听脸色愈是难看，最后，课程没有上完他就离开了。后来，我又碰到这位学员来上其他课程，他告诉我，那是他第一次听到自己的问题被如此具体地说出来。他没料到自己的状况会在课程中被这么直接、具体地讨论；要面对那些失落与痛苦，太辛苦、太难过；当时，脑中只有想离开的念头。尽管如此，他还是想要帮助自己，想要努力让自己更好，所以他做好心理准备后，又回来了。

这是我心中觉得非常有价值，也继续做这件事的原因。

恐惧、焦虑与对生活的不安，是这些伙伴一辈子的课题，但他们从来没有想要放弃在自己的生活中寻求平衡，甚至一直努力尝试掌控、协调，以预防所有可能发生的后果。这些伙伴是如此积极地求生，努力追寻生活的价值，然而过度用力与在乎常导致生活中的悲剧一而再、再而三地发生。

我看着他们那么努力，却不被大众了解，且被摆放在专业的框架之中，反而无法帮助他们。因为太多的事情发生在周遭，情绪勒索、控制狂、自杀威胁、危险情人等，都是会被拿来放在他们身上的污名及标签。这些负面信息教会他们隐瞒、操控关系，他们虽然努力寻找突破的方法，却也因为外在的压力，加重了现实生活里的冲突。他们紧张、焦虑，愈陷愈深，不安感加重，不断跳出，又重返之前的压力因应模式。这样的辛苦，在他们的生命过程中不断轮回，不断加深。

个人取向与华人文化

这本书的诞生，与我成长经验中很多重要的转折有关。我的专业是重视人际关系的存在取向，里面有许多实际的体会影响我至今。我不断尝试理解他们的生命如何存在，特别是可能造成不安的相关因子；我看到他们为了摆脱自己内心的不安，像无头苍蝇般抓住任何可以依赖的人，然后用许多看似无意义、怪异、不合理的方式，试图让自己好过一些。

一旦焦虑源停止、消失，他们又能恢复讨人喜欢的好人形象。这种类型的人隐匿在你我生活的周遭，以不同的行为、样貌，出现在各种人际场合。特别的是，在华人的电影、乡土剧、传统家庭跟人际互动中，我们会觉得这类人的夸张情绪、暴躁行为（俗话说的“一哭二闹三上吊”）是可以接受的、情有可原的、习以为常的。直到有一天，我们才发现自己陷入了对方不断的情绪勒索，以及对对方予取予求，我们感到沮丧、辛苦，而忘了当初自己是如何毫无界限地包容对方。这就是华人社会的日常，日常到我们对这种肥皂剧会有的洒狗血剧情习以为常。

我希望这本书能帮助有类似情形的朋友了解自己的状况，加深觉察并寻求协助。另一方面，我也希望借着这本书，改变目前世人对边缘人格伙伴的误解与污名化，特别是从有着诸多局限的病理观里跳脱出来，真正地去理解他们。

谨以此书献给我太太、所有支持我的家人，以及期待这本书许久的专业伙伴们。

没有你们，这本书不会诞生。

引子　美丽故事的哀伤结局

当焦虑来临时，世界充满张牙舞爪的怪物

“从小，我的家庭就是破碎的。一直以来，我没有一个完整、幸福的家。我心中只有一个期待，总有一天，我的生命中会出现一个喜欢我的白马王子。我一生寻寻觅觅，只为了等待这个爱我的人出现。他会给我一个家，而且会无止境地爱我、包容我、照顾我，提供所有我想要的东西。我们的爱会持续到天荒地老……”

这是典型的边缘人格家庭的写照，也是他们内心最大的呼喊。但是他们没想到，这样全心全意的希冀与渴求，从一开始就是个错误。

边缘型人格疾患——我相信有些人听过这个名词。以美国的研究来说，患有边缘型人格疾患的人的数量可能有一千万以上，成人发生率为百分之一到百分之三，而男女罹患比率约为

一比三，女多于男。因精神疾病住院的患者中，多达百分之二十为此症患者（中国台湾地区因此诊断而住院者反而很少）。求助于美国精神医疗的患者中，有百分之十五至百分之二十五被诊断出有边缘型人格疾患。

虽然此疾患的患者很常见，却鲜为人知，原因之一是其诊断标准在一九八〇年才正式被美国精神医学会纳入《精神疾病诊断与统计手册》第三版（*The Diagnostic and Statistical Manual, DSM-III*）。此外，也可能因为这已成为我们文化的一部分（在中国台湾地区甚至更常见，后续会详细说明）。

也因为有人碰到他们的一些行为，百思不得其解，而试图去了解。包括助人者领域，我们常在谈到所谓的“边缘人格”（尚不到疾患的程度）时，发现在晤谈情境中我们最害怕遇到的就是这个类型的人。当然，若做得好，也会是我们最大的成就感来源。

为什么边缘人格（简称BP）会让我们有这么多的挑战、担心和挫折呢？我们提心吊胆的根源是什么？让我们好好来了解一下。

一开始，她可能只是在你出门时，不停地打电话来确定、查勤，言语中有很多的试探跟猜测。渐渐地，你的一言一行开始被放大检视。你永远有可以被怀疑不忠的地方，怎么解释也没用。若你怕她不高兴而隐瞒、少说一点，被发现了就是无止境的冲突，甚至口出恶言、动手伤害彼此，直到有人以撞墙、下跪、自我伤害等激烈方式妥协与道歉。不知不觉中，关系变得愈来愈有压力……

但，再悲伤的故事，往往都有个美丽的开始。

可能你就是当事人，也可能这就是你朋友的故事。

有个朋友认识了一位男生或女生，他们相识的时间不长，可能不到一个月，但是很突然地他们就在一起了。你不太知道是什么原因让他们关系进展这么快。也或者你是当事人，这位迷人的男性或女性虽然话不多（或特别多），但是很快地，他（她）被你的优点吸引，并愿意跟你在一起（当朋友或伴侣），或者跟你说了很多关于你有多棒、多好、多吸引他（她）的话，他（她）说他（她）的人生不能没有你，而你们两个人也几乎无话不说。

能遇到如此了解自己的人，感受彼此的相知相惜，真的很感动、很美好。他需要你可能比你需要他多得多，你很感动，于是义无反顾地跟他在一起。如果他是你的伴侣，也许你们很快就发生了性关系，关系的进展速度之快，像是你们对彼此有很深很深的渴求，慢不下来。

正好你刚刚结束一段恋情（或单身一阵子了），也期待着另外一个人的陪伴，两个人自然而然地陷入了热恋（或一段美好的关系）。在经历了迅速而深刻的互相了解与交流后，你愈发投入，两个人形影不离、热络不断。和他相处的感觉真的好极了，从来没有一个人像他一样，让你如此沉迷。你几乎把所有的时间都给了他，两个人充满激情与甜蜜。

但是这样的故事走向，却早已注定不是happy ending。

除了谈恋爱的时间，你的生活还有很多其他事情需要投入，无论是朋友或工作、事业，都需要你去经营与维持。你还有家人需要照顾和陪伴，你不得不花点时间在他以外的人或事物上。你期待得到他的理解，也认为这些事情不会对你们深厚的关系有太多影响。但很奇怪地，对方却开始因为一些小事情与你争吵，对各种日常琐事都有很多要求与不满，两个人也有愈来愈多冲突和相互指责。

你想做些改变，毕竟经历过不只一段感情，你开始反思自己是否哪里做错了，希望试着调整自己去满足对方。但是对方的要求愈来愈多，两个人需求的反差愈来愈大，冲突不停发生。渐渐地，当你被怀疑、被要求时，只能选择忍耐，感受到层层束缚，喘不过气来，除非你完全满足对方。

你思考着两个人为什么那么容易争吵，你尝试理解对方，想着他容易没有安全感，才会把事情想得很负面、很糟，你试图保证自己的忠诚与善意，也一再解释事情跟他想的不一样，希望能安抚对方。但，效果似乎只能维持几天，只要发生一点小事，就又退回原处。

不知不觉中，两个人在争吵时常常互相伤害，翻旧账成为家常便饭，伤人的话也总是脱口而出，提分手变成口头禅，话愈说愈狠，甚至动手。这一切，都只为了要逼对方妥协、听话并照顾自己。每次争吵后，两个人还是会戏剧化地和好，像没发生过任何事一样，继续甜甜蜜蜜。但事情总是重复发生，像受了诅咒一样，周而复始。

分手终究还是成了无可奈何的选项。你以为先前两个人都常提到分手，这可能是双方都意会到的事情，没想到认真说到关系的结束，就像引爆了炸弹一样，对方的反应异常激烈。对方情绪暴怒、口出恶言、自我伤害、委屈下跪、苦苦哀求，甚至有暴力、自杀等强烈的行为，你被吓到了，在恐惧之中，你不得不妥协、忍耐，让关系继续维持下去。

直到他歇斯底里、自杀威胁，事情愈演愈烈，闹得人尽皆知，你只能报警或将他强制送医，请公权力介入。或者，你只能想办法避而不见，断绝所有联系跟互动，希望让事情到此为止。然而，对方却不会轻言放弃，你们只能无法停止地互相折磨，直到你可能也开始伤害对方，或是彻底地做烂自己。最后，你们完全决裂，老死不相往来，很快地（或隔了一阵子），你可能又听闻他已交往了一个新对象……

迷雾中的故事

不知道为什么，一切都好像“罗生门”一样。明明故事有个美好的开端，明明两个人是如此相爱与依恋，最后却变得好像两个人有着深仇大恨一般，诸多埋怨，甚至有言语或肢体上的攻击。这样的前后反差、这样的结局令人困惑。

这些故事，就好像在布满迷雾的森林中行走，让人看不清关系的全貌与缘由。

在我的咨商实务过程中，常常会遇到这样的案主。他们有很多让人摸不着头绪的悲惨故事，一个全心全意去爱对方的人，到最后却是使尽全力地憎恨对方，却又同时想挽留对方。或是一个在关系中对朋友非常好的人，却反复地被朋友背叛、伤害，无缘无故被抛弃、丢下。

每每一开始聆听到悲惨故事，对于案主遇到不对的人事物，总是有很多的同理和难受，悲悯他们的辛苦跟伤痛。但是，当咨商继续下去，我发现类似的状况发生了不止一次，几乎每次我都会看到案主在不同人事物面前有着相同的处境。这时，我的心中就会敲响警钟，有着很强烈的疑惑——如果他真的像他所说的那么好，为什么大家还会离开他。

充满疑惑的过程中，我渐渐了解到这些案主的另外一面——理想化的高度期待、自我中心的思考，以及非黑即白的价值观。这些不只是负面情绪、情绪勒索或自我压抑，也代表着一种生活形态与自我样貌，描绘的是一个在情感关系中伤痕累累的被害者。

他们太想要拯救那个被父母控制、忽略、伤害的自己，变得很难去关注、欣赏自己，了解自己内心真实的需要。就像在成长过程中，父母也都各自带着原生家庭的深沉伤痛，希望透过建立自己的家庭，弥补过去自己所承受的巨大失落跟痛楚，案主也在不知不觉间，承接了流传数代的失落与痛楚，重复着上一代的问题与纠结。他们一直怀抱着美好的期待，渴望逃离家庭的恶性循环，却又会因太努力逃离伤痛，而再次陷落在伤痛里。

这些故事都很令人心疼，也曾让我在承接边缘人格个案时，有很多自己的悲伤需要处理。每个案子都花费我很多心力，这么说并不是对他们这种伤害自己与他人的行为感到厌烦，而是对于没有人理解他们感到辛苦。这是一群努力改写自己人生的悲剧脚本的人。问题在于，他们拖着血迹斑斑的身子，对于任何危险都异常地敏感、尖锐。太习惯悲剧的他们，无法在美好故事上落笔。

PART1

受伤的无面者

边缘人格的样貌

周遭环境对他来说，有好多危险。

他一直都有害怕的感觉，家人不值得信任，朋友不停背叛，过往发生了太多不好的事情，他浑身是伤，像个充满害怕、恐惧的小动物。

一切事情的根源都来自孤单。

他好想要一个朋友，但那么多人想伤害他，到底谁才能信任？

还是事情一直都会这么糟糕，也许，这就是一个恐怖的世界？

有时，他说没有“自己”的感觉。

生命好像很空，他不知道自己是谁、想要什么，也不知道自己有什么喜好、兴趣。

谁会爱他？

谁会拯救他？

他很羡慕那些知道答案的人。

活着的感觉变得好不真实，好像自己不存在世界上。

看着别人的欢笑，总觉得自己像个小丑、演员或幽魂，像隔着一道墙，在另一个世界看着事情发生。

这个跟他没有关系的世界，好陌生，好遥远，好恐怖。

活着一直都好辛苦，好像什么都没有意义。

想死的感觉，大概是这样来的……

我坐在他的对面，看着他望向前方，眼神失焦，陷在自己的世界里。

我想，或许我并不了解他。

没安全感的人生
——“迟早你也会抛弃我。”

首先，让我们来聊聊在什么样的情况下会遇到因边缘人格来求助的伙伴。一般来说，会上门来求助的，通常是边缘人格的伴侣或是好友，反而不是本人或其父母。因为他们对自己的状况不会有太多觉察，只感觉到自己对人生充满恐惧，他们不知道这些莫名焦虑的感受其实就是别人眼中的边缘人格。

下面来看看阿瑞的例子。

阿瑞手机铃声响起。

“你人在哪儿？”嘉佩说。

阿瑞：“我现在在跟阿明吃饭，待会儿一点午休结束会回公司。”

“旁边有没有女生，真的是阿明吗？”

“没有其他女生啊，就我们两个闲聊……”

“你确定吗？不然你开视频跟我讲话，开来看啊！”

“不用吧？阿明你也认识啊！”

“你干嘛不想开视频？是不是有鬼！我不管，现在你一定要开给我看！”

阿瑞只好满脸无奈地打开视频通话，还把一旁有点尴尬的阿明也拍进来。

这样的场景，一直重复在不同的生活片段中，成为阿瑞与嘉佩的日常。

“嘉佩一直都很没安全感，也始终不愿相信我，我不知道还能怎么办。”阿瑞无奈地说着。

“我知道跟她在一起前，我做过一些荒唐事，经常下班后跟朋友喝酒。因为外在条件不错，也不缺钱，很有异性缘，身边总不缺对我有意思的女性朋友。我偶尔会占占她们便宜、搞搞暧昧，但也没真的发生过什么。可是嘉佩总会拿我的手机，调出我跟其他女人的对话记录或脸书照片生气。

“为此我们大吵过好几次，她每次都要我发誓绝不再喝酒与花心，我甚至把那些人的联络方式都删了。婚后我仍会想喝酒聚会，但有小孩后，我通常选择在家喝，嘉佩却仍会为此跟我大吵。她说她讨厌看到我喝醉的样子，那让她想到我与别的女人在一起的画面。

“好几次，她都趁我喝醉时逼我写悔过书，更夸张的是，她还买了酒精侦测器要我吹气、拍照存证。接着又说为了防止小偷侵入，所以在家门口装了监视器。奇怪的是，有时她不在家，我想小酌几杯，她都立刻打电话来，问我在做什么，甚至用很笃定的口吻逼问我。最后她总能套出她要的实话，就会逼我道歉。

“起初，我以为是她敏感的神经猜到的，但她连我在家‘打手枪’都知道，后来刻意去找才发现，她在家里装了好几台针孔监视器，就连我的手机也有监控和录音软件。我的通联记录、行动地点都在她的掌控中，我的朋友群也在她不断的坚持下愈来愈少。她总是不停地打电话、传讯息来问我在哪里。要是漏接电话或晚回讯息，她就会气得跳脚，要我证明身边没有其他异性，否则就是我出轨的证据。每当我生气起来，她又会歇斯底里，哭喊着她太爱我了，才会这样失控，甚至下跪道歉或是自我伤害。”

对于嘉佩的这些行为，阿瑞很无奈。

他知道自己以前不好，但现在他爱的是嘉佩，相处上也没有太大问题，所以结婚生孩子后，他以为关系应该就稳定了，从前再风流，也都是过去了七八年的事情。

但是，不管阿瑞再怎么保证，嘉佩依然认为阿瑞跟其他异性之间不明不白。每每在嘉佩翻旧账的吵架模式下，阿瑞只能努力忍耐，但是状况愈来愈糟，他的心理压力也愈来愈大。

这个婚姻维持得好累好累，爱都快消磨殆尽了。

阿瑞不知道该怎么做才能改善两人的关系，让嘉佩重新相信他。

焦虑、不安的边缘人格

阿瑞的故事，是否也曾经出现在你的生活周遭呢？或者说，你是否也有像嘉佩这样敏感的家人或朋友，让你烦恼不已呢？

其实，这就是典型的边缘人格。

在生活上，他们除了极度没有安全感之外，还会把所有的焦虑感快速转嫁到另外一个对自己很重要的人身上，认为是对方没有好好地照顾自己的需求，才会让自己这么忧郁、痛苦。其实，不安的感觉存在于每个人的身心状态中，这是大家都会有的共同状态。它有时起因于生活上的压力，有时是来自过往的创伤经验，有时则因为个人当下的心理状况不佳。尤其对于特别重要的事件或亲密的人，因为特别在乎，也就更容易患得患失。

在边缘人格的心理特质上，相较于一般人，他们处于不安状态的时间更长，容易感到焦虑，对外在线索过度敏感。而内在焦虑的真正源头，是一个迟早会被抛弃的想象，一个“我不值得”“我不好”的内在声音。

当我在咨商场域中碰到类似的个案时，他们都有着一种潜藏的负面想象：“等着吧，迟早会有那一天，你也想抛弃我（不想跟我咨商）。”这种在内心烙下的印象与不安，刻印在他们的意识与潜意识中，联结的是他们成长过程中的经验与环境因素，有着被重要的人遗弃、忽略或是伤害的深刻印象。

边缘人格处理这种不安感的方式，就是试图把一切状况都控制住，当个完全的控制狂。因为唯有努力去掌控一切，或是把所有可疑的情形都排除，才能避免自己被抛弃，或是提早离开这段关系，在可能被抛弃前先将对方抛弃。

对他们来说，一切目的都是让自己不陷入被丢掉的处境，于是，维持一段稳定的关系就变得相当困难。

边缘人格何以形成？

从我目前接触的众多案例中，可以在心理层面上将边缘人格归纳出一些共同特征。而此人格的形成，包含着两个部分：

. 敏锐而感性的自我，高敏感体质。

. 焦虑、紧张且高压力的成长环境。

两者相较之下，环境的影响才是决定性要素。也许起因于成长过程中，界限不清、情绪不稳、控制狂的照顾者，或是被遗弃、资源匮乏、躲债、贫困、家人吸毒或是黑道等现实环境问题。

事实上，深入了解他们的日常生活之后，会发现在他们小时候的成长经验里，家庭环境因素与一般人相比，其实差异颇大。一方面，日常生活中家人之间几乎就是较为紧绷或是摩擦的关系。而更大的问题，通常来自家中缺乏好的主要照顾者——妈妈的角色。母亲这个角色相当重要，它几乎是小孩模仿与熟悉人性的第一印象。若成长过程中，小孩所需要的温柔、体贴、呵护，被洒狗血的爱恨情仇所取代，或是长期遭受不具亲职功能的照顾者遗弃、家暴、忽略等，就容易造成当事人长期的不安与恐惧。而另一方面，也有可能是小时候遭遇的现实条件中的危险因子的影响——暴力讨债、父母离异、性侵害等。

麻烦的是，这并不是一个人想要处理就能处理好的事情。

因为是早年经验中与照顾者出现了状况，曾长期处于受害

（被动）一方的情况下，内心早已习惯自己是幼小、脆弱的角色，认为世界是危险的、没人可以信任的。于是，为了可以更好地保护自己，少受一些伤害，他们会将内心封闭起来，“毕竟连父母的爱（外在现实环境）都这样充满伤害了，别人更不可能会真心爱我”。

爱得猛烈，却也时刻遭受不安袭击

在边缘人格案主的原生家庭中，经常可以看到父母与孩子的相处中，充满过度而没有界限的黏腻交织，照顾者的情绪始终起伏不定（过度溺爱／严苛或完全疏离）。

亲子功能时好时坏，便难以看见孩子的真实样貌，甚至会使用奇怪的小手段来掌控孩子的生活。

例如，我曾遇过一位母亲，常会在边缘人格的儿子跟朋友出门时，伪装生病，吃不下饭，直到儿子回家陪她。另一位母亲则会强烈要求就读大学的女儿假日都要回到家中。如果孩子表示自己另有安排无法回家，就会招来母亲强烈而不满的信息攻击、言语指责。上述这两个例子里，他们的家庭即是时常充斥着攻击与冲突。

边缘人格

边缘人格者在不断的情绪焦虑状态下生存着。对他们而言，这个世界完全不友善，只有先保护好自己，才有可能好好活着。

他们通常青春期便开始与父母有激烈冲突，很早就想离家独立生活；也因为害怕孤单，非常想交男／女朋友，只要遇到那个可以拯救自己逃离家庭的人，便紧抓不放。

他们爱得猛烈，却抵不住内心那份时刻袭来的不安与恐惧；他们不相信永恒不变的爱，因此总能想象出各种被背叛的可能。同时，他们也常透过不断的索求来验证对方的忠诚，却往往因而把对方逼“疯”，最后抛弃他们。

这些内在心理机制的变动，因为强烈的不安感时时侵袭，造成自我保护的机制随时在机警地监控着。他们就像野地里独自生存的狼，在充满竞争的自然环境中，存活下来是他们最重要的原则，保护好自己，才能好好活着。

这样活着其实很累。他们由生存本能推动着自己前进，好的时候可以稍微放松、喘息一下，有时拖着疲惫的身心，又会不断地想，自己究竟什么时候才能解脱；活着似乎没什么意义，死亡会不会让事情简单些；也不知道什么才是真正的爱，整个人就像一个空洞的皮囊。

他们不肯轻易放弃心中的美好想象，但“结束生命”的念头也常在他们的心中不断出现。

戏剧化的爱情
——浪漫、激情、高标准

我们已经知道边缘人格非常没有安全感，但为什么会有那么多人都被他们吸引，在一起后，却因为爱得不顺利而痛彻心扉，又无法分离呢？

小莉和小白是从小认识的邻居，彼此是很好的朋友。

两人的关系有点像是地球与流星——小莉每隔一段时间就会非常需要小白，就像流星一样，在小白身边发光发热；而小白就像地球一样，静静地陪伴、看着耀眼的小莉。有时小莉会走得不见人影，小白也习惯了。

外形姣好的小莉，身边总是围着许多异性朋友，但这些关系却很难维持长久。每一次都开始得轰轰烈烈、如胶似漆，结局却往往哀哀戚戚，总是以遇到渣男、劈腿、已婚，或有暴力行为等告终。

这么好的女孩，却每段恋情都这么辛苦，小白很为好友心疼。为了安慰她，分散她的痛苦，小白决定把小莉拉进自己的生活圈，尽量多陪伴她。

一次，小白偶然发现小莉正和自己的表弟激烈地争执。

“你是不是爱上别人了？”小莉说。

“我跟她没有怎样啊，我们只是说说话，聊开了而已！”

“你少骗人，你们在脸书上讲那种暧昧的话，根本就是心里有鬼。哪个女生会平白无故跟另外一个男生讲这样的话？”

“她只是关心我，她自己也有男朋友啊，事情不是你想的那样！”

“骗人！你明明答应过，和我之间没有秘密，什么都不隐瞒我，而且每个周末都要陪我，每个节日都要给我惊喜，要常常对我好，爱我一辈子，但现在什么都没有！你说，你昨晚是不是跟她在一起？什么手机没电，哪有那么巧的事？”

“拜托，我只是跟朋友出去了而已，有这么严重吗？而且我们之前也都有出去过节啊。”

“上次的情人节，你根本就是随便想一个地方带我去的，餐厅很普通，礼物也是随便挑的。枉费我精心准备了那么久，你居然什么惊喜都没有。”

小莉说着说着，又是一连串的歇斯底里：“你这个骗子骗子骗子！”

小白非常讶异，原来小莉最近常跟自己抱怨的人，就是自己的表弟。

表弟是很内向、害羞的人，她知道他跟女生互动的状况都相当低调，好不容易才交到一个女友，最近却一直说他跟女友不顺的状况。一开始他们很投缘，近乎一见钟情，因为从来没有女生这样全心全意地对他，他感觉真的好极了，也很快地发生了关系。但不知何故，之后却总是充斥着争执、抱怨与痛苦。极度甜蜜与激烈冲突之间的落差，快要把他搞疯了。女友疯狂抱怨他不够用心、没有好好对她，对他有诸多挑剔，甚至要求每天都有惊喜，否则就会有很多的不满、指责，或说他“始乱终弃”。

分开听两边的说法，小白原先只觉得小莉又遇到一个不恰当的男人，但是当这个男生是自己认识，甚至是自己的亲人时，小白才终于发现小莉的问题。

在爱情上，小莉有强烈的执着与高标准，同样也有很多猜忌。她会用半强迫的方式，要求另一半满足她对“浪漫、激情”的期待，例如每天都要有惊喜，定时的关心与温暖，随传随到的照顾，甚至是每个节日都要精心准备。只要有不符合她预期的情况，就要面对随时会到来的风暴。她不会去考虑现实的状况，也很难顾及伴侣的想法，只感受到自己内在的失落与伤心。她的爱情总是演变成戏剧化的爱恨纠结，直到另一半受不了而强行分开，留下难堪的负面的经验。这时，小莉就会笃定地说，对方是渣男或劈腿了，才会有前面那些“不够好”的行为。

边缘人格的六大常见感情观

这类故事乍看常发生在每个人的生活中，似乎只是因为一个人没安全感。但值得注意的是，对一般人而言，爱情是人生中重要的一部分，爱情的美好是生命需要捍卫的一件事，可是并不会变成唯一的价值，我们也会同时投入到生命中的其他事物中去，如工作、家庭、朋友。

而在边缘人格的生命里，爱情或亲密关系是生命中唯一可以掌控的东西，他会永远对另外一半有无止境的要求和期待，不光是激情、浪漫，甚至在互动过程中，也会期待能充满情绪起伏，像是惊喜、热情等感受，或强烈的表达等。

接下来，让我们以心理学的专业角度来了解边缘人格的内在感情世界。

1. 爱情是拯救人生最重要的事，它能给我一个真正的家

关于他们的不安全，其实是一种从小累积而萌发的过程。环境中所接触到的外在不安，渐渐地内化为内心的一部分，成为深刻的潜意识与自我，久而久之，慢慢地沉淀为一种深刻的孤独感——不被照顾、不被爱、没有人关心我。而爱情就像奇迹般的解药，能拯救那个不被好好照顾的自我。

2. 对爱情充满无限的美好想象：浪漫、玫瑰色、真命天子

家庭环境中，黏腻及控制的关系导致他们很难真正分化、独立，并长出自己的样子，也不太能够真实地感知外在环境。因此，在他们心中，都有个没有长大的内在小孩，让他们像小公主一样，期待着白马王子的降临，期望有个人能全心全意地爱他、照顾他、听他说，就算有不好的地方，也会包容、体恤而不会伤害他，两个人最后能过着幸福快乐的日子。

3. 期待着爱情必备激情（性）和惊喜，并将其视为筹码

因为从小生长的环境中，家人间的相处充满负面的情绪张力与戏剧化的对待，时好时坏，难以预测，所以关于“爱”的样子，通常是他们个人所想象出来的，而且就像美好的泡沫一样。自然而然地，他们希望有更多的激情，以及惊喜的互动。

长大后，最单纯而直接的美好，就变成性刺激的感受。

成长过程中感受不到被爱，让他们将性变成了直接交换爱的方式，也是绑住对方的理由，否则心中的担心与负面想象就会层出不穷。另一方面，他们认为唯有相爱的过程中真的那么美好、充满惊喜，爱情才不是一场骗局。

4. 时时刻刻的高标准，不允许没达目标爱情

你常会听到他们诉说着自己被霸凌或排挤的经验，而且生活中很少有好事发生，总是在不同的环境努力求生存，却遇不到什么好事。这个趋吉避凶的本能，渐渐发展成条件反射，让他们自然而然地逃避、闪躲危险，也许是对家人，也许是对朋友，更别说是另一半，有半点不爱的迹象都不行。这样的高标准，除了是为预防自己可能受伤之外，也是他们挑选真爱的方式，若是对方有未达标之处，就会认真改变对方，直到对方妥协或被迫离开为止。

5. 我要超级努力，要求另一半跟我幸福完美

因为没有一个完整的家，他们立誓要组织一个美满幸福的家庭，这个梦想坚定而不会动摇。所以他们会认为另一半应该也要努力经营这段关系，才有可能顺利走下去，但标准要够高、投入的程度要够深，家才会完美。他们认为这些都是双方应该做的，假如对方做不到，就是他“不爱我”“有问题”，要趁早结束这段不好的关系，不能因为对方而让梦想夭折。

6. 黏腻的关系与疏离的界限

“我黏你应该，但你不能随意在我没允许的情况下靠近我。”关系中，他非常需要你、在乎你，你也应该无条件地让他感到有人陪，有人在他身边，这样才能不孤单。他们喜欢可以一直依赖着你的感觉，这是恋爱的美好。但当他觉得生活中哪里出了问题，总觉得你八成会伤害他时，他会躲得远远的，央求你不要靠过去。若靠太近会让他觉得恐怖，跟过往生命中坏人的样子重叠了，这时让他一个人安静一下，确认这个关系目前是安全的，不要逼着他回应。

快速而充满激情的感情进程

一般人在一开始面对这样的人，总会欣喜于对方如此重视、喜欢自己，甚至，这可能是此生从来没有过的“被需要经验”。这样浓厚而强烈的爱，常常让很多人不小心就“晕船”，把这样的关系当成“天上掉下来的礼物”，而忽略了这样的感情进程实际上是强烈而快得让人喘不过气。

快速提出邀请的性行为，常会是这种关系的开始，有着致命的吸引力。

因为一开始是对方主动而发生关系的，你想象着，这会是个浪漫的艳遇，但实情是你连对方的背景都不清楚，就掉入一个迅速要变成对方期待的白马王子／白雪公主的情境中，这时要求与操控都会出现。

边缘人格的伙伴希望能早点确认这段关系是不是他们想象的“真爱”，而用性关系来拉近彼此或确认关系是最快的。在这样的过程中，他们也会期待对方能给自己一个理想的家和未来。

这样的出发点直接、纯粹到让人讶异，而这种强烈到有点偏执的爱情，虽然大多数人一开始可以接受，但相处之后却通常无法长久。一方面，不安全感会让他们想要掌控对方的所有生活；另一方面，浪漫跟激情最后会变成束缚、控制另一半的手段，即使你想脱离这段关系，也会在高标准的批判下，变成那个让爱情失败的凶手，弄得伤痕累累也不知道两个人的问题在哪儿。

长不大的王子与公主
——感性、善良，却自我中心

看完前面章节的叙述后，你现在是否有担心、害怕的感觉，不懂为什么有人要这样生活？

边缘人格的确有很多极端或令人难以理解的行为样貌，遇到时真的会让人既困惑又心中充满纠结。在这一节，我想带着大家思考，为何纯真、善良与自我中心会同时发生在同一个人身上。

第一次见到雅婷时，她给我的感觉是一个天真、善良，没什么心机的人。

闲聊中，她提到平常有时间就会去校外的育幼院、敬老院义务服务的事情，她付出很多，也很心疼那些院童和老人家，不单为他们身处的环境，也为他们所受的待遇打抱不平，很希望自己可以多帮些忙。同时，她也聊到自己对于这种服务性质的想法与未来愿景，我很感动，对这样的雅婷有很多的同理甚至是欣赏。

她隐晦地提到自己家庭环境小康，只是她跟父母总有些问题，但她一直很努力去克服、改善，也帮助了很多人。那时我对她的印象是——细心、同理、感情丰富，就像个天使一样。

后来我才知道，我对她的了解有多片面，因为渐渐地，每次碰到雅婷，她都给我很多愈来愈奇怪的信息。

她常常跟我分享自己对他人的投入和付出，或是一些她很花心思特别去做的事情。但很奇怪地，在她口中，没有一个人懂得欣赏她。她的生活周遭充斥着坏人、恶棍、自私鬼，或是过度信任朋友所招来的背叛与背后中伤。她也提到很多在服务过程中遇到的机构问题，每当我想深入去细问，却听到更多的抱怨细节，像是机构的人如何无理对待、说负向话语、错误行为等，听得我义愤填膺。

不过当我静下心来想一想，我发现我听了一堆别人的问题，但我实际上仍不知道发生了什么事——没有事件的细节，只单方面听到雅婷的感觉、行为与对话，像是她很辛苦、可怜，而且付出总是得不到回报等。

渐渐地，雅婷的状况愈来愈不好，每次聊天都不断重复着负面的剧情，有时还会增加一些新情节，像是那些人又对她说了或做了不好的事情。身为朋友，我常常很想帮助她，也试着提出一些建议与方法，希望能给她一些帮助。但雅婷好像没有真的要去解决问题，当她说出想要有人给她多一些照顾或是陪伴时，其实是要身边的人让她依赖、顺着她。

只是，当开始照顾或帮助雅婷后，她的负面情绪不但没有消失，要求还会愈来愈多。当你受不了她不停地抱怨，或是觉得自己帮不上忙，而开始远离她或避开她的抱怨，你也成了她口中的另一个“坏人”，或背叛她的人。

不安全型依附关系[①]

每个人的生活必然有其辛苦之处，因为人天生追求的是让自己过得愈来愈好，只是，有时会在一个糟糕的状况下，误用了错的方法。

想象一下每个人长大的过程，在小时候懵懂无知的状态下，开始学习探索这个世界，慢慢地独立，建立自我，进而踏入社

---

① 不安全型依附（Secure attachment），约翰·鲍比（John Bowlby）提出依附理论的概念，指一个无法与人好好建立关系的人，对外在充满矛盾或焦虑。安全依附有助社会及情绪的发展，婴儿才能适应与亲人分离，致力于探索环境，发展出自我概念；反之，则会对人有很大的负面影响。

会，渐渐成长为一个完整成熟的人，懂得去爱、工作生产与照顾他人。

心理学中，用“依附关系”来称呼一个人与其重要他人之间的关系。

关系状况好时，会形成安全依附，人就会逐渐长大、独立、分化；状况不好时，则会形成不安全依附，内在会显得拉扯与混乱，难以发展成熟。

几乎在不同的人格心理学理论中都有提到，家庭中若没有建立起一个好的照顾者与被照顾者的关系，孩子便无法好好长成一个成熟的成人。严重一点的不安全依附，就会造成一个人停滞在当初孩童般的自我状态，不太知道别人的状况和想法，只以自己为世界的出发点，我们会说这是“自我中心”的样态。这正是我们所说的边缘人格的样貌。

他们内心住着纯真、善良、感性的天使，就像孩童一样。当他们展现出体贴、真诚的一面时，身边的人绝对会为这样的可爱人儿着迷。的确，这是他们最真实的样子，像童话故事里住在城堡中的小王子与小公主，想哭就哭，想笑就笑，喜欢帮助别人，讨厌不公不义的事，希望所有人都喜欢自己。充满孩童般同理心的他们，对很多脆弱或伤心的情绪都相当敏感而温柔，会去安慰跟自己一样的孩子，帮助需要帮助的人，甚至对此是有点执着的。就像孩子看到别人在哭泣一样，天性会让他们去安慰哭泣中的人。

但是这样的小公主与小王子，在他们生气、难过、不开心时，绝对也是固执、任性、无理取闹的。

不安定的外在环境下，内在小孩随之动荡

当具有边缘人格的人处于负面情绪之中时，他们无法接收或理解别人的感受，甚至无法搜集外在的客观信息，只会全心全意地聚焦在自己的感受上，甚至像个发脾气的婴儿，哭闹不休。

在感觉外在环境变动到不可预期时，他们内心的不安会快速浮现，一旦焦虑感升高到不可控的程度，生存危机的机制就会促使他们感觉自己必须掌控或做出某些行为，以重新取得对环境的安定感。

例如，指责或挑剔别人的错误，直接逃避某些情况，或者即使提出来的观点一点也不全面，仍旧一意孤行。这个过程在他们的生活中不断轮回，他们也不会觉察到自己的问题，因为在他们心中，这些事情都是别人的错。他们不会意识到自己的

行为放到成人身上有多么异常、多么自我，就像个耍赖或怪罪别人的孩子。

从心理学的客体理论来看，遇到这样的人，就像看到一个内在自我还像是幼童一样的成人。虽然他们学会怎么与人相处和社会化的语言，但是内在自我依然是一个未发育完全的状态，就像是长不大的王子与公主：遇到挫折、不如预期的负面结果，就会一直聚焦在自我的感受上，好像幼童一样可怜、无助、委屈。

状态好的时候像天使，不好的时候像恶魔。有育儿经验的读者看到这里，是不是觉得他们就像是两三岁孩子一样，既可爱又有点可恶呢？

所以，你会发现具有边缘人格的人会无限放大自己所感受到的负向状况，他们很难在这样的状况下观察外在的情况，而是一直在自我情绪、感觉上打转。对你抱怨时，也是一直在讲一些情绪性的字眼，而真正的事件全貌，很难从他们口中听见。这也是为什么我们虽然常常听他们说，却总无法完全了解他们到底发生了什么事——这就像在问一个两三岁的孩子为什么感到委屈一样，是需要很多的引导及分辨的。

爱你、恨你与非黑即白
——期待被拯救，内心却永伴恶魔

前三节讲述了边缘人格一些可供辨认的特征，下面要跟大家讲讲，对于我们一般人来说，最难接受边缘人格的样貌与理由。

举一个常常听到的例子，这是在旅行时很多边缘人格都有的状况。

小瑛很害怕跟小华一起出国旅游，因为从规划到真正出门，都应该是快快乐乐的过程，但不知道为什么，小华最后总是会跟小瑛发脾气，或跟导游闹不愉快。

导游的工作，基本上就是让大家开心地玩，甚至炒热气氛，说些历史典故让人投入其中。所以，一开始导游都是相对主动的，这时小华总是会跟导游很要好，相见恨晚般天南地北地聊。

导游的声音在前面响起。

导游："右边是待会儿要去的古迹，大家可以进去浏览一下，保证物超所值！"

小华听了很兴奋，说："看起来好有历史感啊！导游大哥，介绍介绍！"

"哈哈哈，当然没问题，这个是……"导游说。

小华："真好玩！大哥，你好博学，这几天我都跟定你了。"

这样的场景，大概就是旅行中非常投入与热衷的前期，通常是个好的开始。但旅行总不会一直顺顺利利。

导游在景点前解释："天气关系，这里我们没办法待太久，拍拍照、上个厕所之后就要离开哟。"

小华："为什么要改行程？原来的活动呢？下雨就下雨啊，我们都有雨衣耶。"

导游："真不好意思，表演是户外场地，活动因为天气取消了。"

没想到，小华开始跟小瑛抱怨、窃窃私语。"他是想A钱吧？罔顾我们消费者的权益，这个导游根本有问题！"

导游："大哥，你说什么？"

小华完全不予回应。

虽然问题不是出在导游身上，但遇到这种情况，小华总是会马上翻脸，甚至不配合、故意拖延行程，或是对导游的安排有各种猜疑，并要求小瑛跟他一起行动，不然就要生气。

小华摆出不合作态度，小瑛也被迫一起不下车、不随团行动，在背后唱反调。比如说，知道厕所在很远的地方，却故意说要去洗手间，或故意拖慢行程，好让别人知道自己在抗议。

几次冲突下来，小瑛对小华前后态度的反差感到困惑不已，也不敢再跟小华一起规划出游的行程了。

爱要爱得刺激，恨也恨得刻骨铭心

每个人都想要有个很好的关系和原生家庭，这对边缘人格的家庭尤其重要。在生活中，我们都在追寻或摸索这样的缘分，但我在研究边缘人格的成长史中发现，有八成的人有过被主要照顾者忽略或精神虐待等童年经验。这说明在他们的生命早期经验里，都有着或多或少的创伤，而这些事会一直影响他们到成年。

这些创伤所带来的主要影响，就是会造成黑白极端的矛盾态度：对待别人敢爱敢恨，同时又时近时远。

我的经验里，若咨商的开场偏向好的那一面，个案会像是爱上一个人一样，掏心掏肺、全心投入，让人马上感受到他心中的热情与快乐，交浅言深地说出很多内心感受或家里的状况。相反地，若是你哪里做错了，他们也会因此而极度在乎、计较或怨恨，而那种愤怒往往是出人意料的。

这是因为他们想被一段好的关系拯救，也时刻在期待有这样的机会，所以他们的付出总是那么强烈且自然。以我的话来说，就是“口味特别重”的一群人。

他们爱要爱得刺激，恨要恨得刻骨铭心。在相处好的情况下，对方会受宠若惊（特别是需要别人肯定的人），或是习惯于这种黏腻而没界限的关系；有些人则会完全相反，有窒息似的黏腻感，想跟这种人拉开距离。

当然，高强度且激烈的情绪无法长久，让身边的人更快感受到的，其实是他们在情绪上的变化。其中，最让人难以接受的，就是他们总会时而亲近，时而疏远，完全随着他们对外界极端且片面的感觉而定。

在他们心中，都有“恶魔的耳语”

和边缘人格的人相处久了，除了让人不喜欢他们爱挑剔、爱批评且极度容易焦虑的个性，除非我们能觉察他们情绪激烈起伏与极端的缘由，否则我们也容易被激起许多的不安全感，跟着疑神疑鬼，充满对外界的担心和焦虑。

为什么会这样呢？因为他们对负向经验的想象，会让我们也对外在环境感到怀疑。随着他们绘声绘影的分享，我们也会对世界持有负面想象，渐渐变成一种根深蒂固的感觉。当负向感受一直存在，就好像内心一直住着一个小恶魔，任何事情只要有一点点的不好，就会立刻联想到灾难般的结果。这时，情绪就被引爆了，而且当事人自己并不清楚担心跟焦虑其实只是自己的想象，而不是事实。

“旅行”对边缘人格来说，就是一个无法控制的焦虑源，因为常会有层出不穷的状况发生，而且无法预期。

其中的关键是，他们都希望事情是完全在“控制”内的。

以小华的例子来说，他认识了一个活泼、主动的导游，而且主动跟自己释放善意，这会在他心中形成一个美好的想象，希望这段关系尽兴且热情。当不如意的事情发生，就像美梦被戳破一样，所有潜藏的黑暗都像洪水一样出现，需要有一个宣泄的出口。他会期待有人即使在这样的状况下，也愿意放下身段，好声好气地跟他解释。但这些试探、威胁或是不合作态度，就像是内心的恶魔，最后还是会让他认为这个世界跟过去“一样糟”。

而在这个过程中，让他人难以接受的，是他们间接、婉转的表达。明明内心有很多不舒服、不开心，也希望状况能够改善，但却是以背后告状、到处诉苦、私下黑函的方式表达，甚至还会说出大家都担心的事情来挑拨离间。

在专业助人者的判断下，我们会知道那其实是一个求救或申诉的信号，表示他们正在害怕、不安，不敢将这情绪老实说出口，而像个在地上哭闹、讨糖吃的孩子。但在现实的人际关系里，人们往往不会用如此正向的观点去看待他们，而是将其看成“告状者”“背后说人坏话”等。这也是边缘人格的人常常在人际关系中被攻击、排挤的原因。

长不出的自我
——混乱、极端，靠他人的爱定位自己

前面已经提到了边缘人格的两个典型心理症状：内心的不安全感，以及思考上的自我中心。

这一章节，我们来聊聊他们不稳定、混乱且极端的自我。

阿强看起来非常憔悴，在朋友们的询问下，他才说自己和女友分手了。女友搬离后，不再接他的电话，有时好不容易电话通了，也总是只说几句话，就以还有事要忙为由匆匆挂上电话，好像对阿强充满恐惧和排斥。

几个好友互相交换了眼神，小心翼翼地说："不是总听你说那个女的不好，不懂你，也不贴心？分了也好……"

阿强立刻说："可是我没有想分手啊。她一直说我凶，老是生气，一直挑剔她，但我可以改啊，我只想要她跟我在一起。"

因为听过太多阿强对女友的抱怨，大家心中都充满困惑：

“那你到底爱她哪里啊？非她不可吗？”

阿强也有点迷茫了，说：“我，我也不知道……我就是不想失去她。”

阿强联系了她周遭的朋友、家人，希望她回心转意，也闹过自杀、大肆吵闹。他隔三岔五地打电话，甚至找过乩童问事，算命，塔罗牌，花了好几万元，就是想知道他们的未来。

阿强的态度，仿佛他需要什么、爱什么都不重要了，似乎只要能和女友重新在一起，一切都是值得的。

个体化不全：长不出的自我

混乱的自我，源自不稳定、冲突的家庭环境。好经验与坏经验的纠结，造成他们对外在持有非黑即白的标准（你不是好人，就绝对是坏人），也造成对自我的怀疑，不知道自己是谁，并极度希望获得外在拯救。这些症状的背后，代表的是一个人在生存过程中，为了适应外在环境所长出的心理状态：不知道爱是什么，也不知道自己要什么；只有别人不离开，一直陪在身边，才叫安全。

我是什么样子的人？我是好人，还是坏人？

我为什么要活着？我要靠谁活下去？

谁值得相信？谁会帮我？

谁才是我的家人？谁是我真正的朋友？

这些问题看起来既庞大又抽象，好像并不容易回答，但对一般人来说，我们多少知道答案。这些答案，建立了一个人对自己的想象与自我概念，若心中完全没有答案，表示不知道自己想要什么，也不存在自我认同，这是边缘人格一种很常见的状态，我称呼它为“个体化不全”。

我们都知道，边缘人格非常重视与爱人和朋友之间的关系，且有着高度期待。如果在开始互动时，你有任何让他们会顾虑的地方，关系很快就会破碎、结束。但如果你幸运地通过了考验，和他们成为朋友之后，你会看到或听到他们对关系有很多强烈的不满与批评。让人难以理解的是，即使有诸多抱怨，他们也无法轻易结束一段关系，过程往往纠结而黏腻。

现状充满无穷痛苦，却又对“失去关系”难以接受，最主要的原因就是，在个体化不全的状况下，他们依然期待自己能生存及适应环境，但自我的存在感不够，所以只能像寄生植物一样依附着一段关系，靠着这段关系来维系自己的情感与价值。

为什么会发生“个体化不全”？

在长大的过程里，外在充满压力源，既紧绷又黏腻，这跟边缘人格小时候的家庭混乱状况有关。家庭对人来说，除了是安全堡垒之外，也是一个形塑对外界与对自己想法的地方，若是堡垒不再安全了，当然对人格的形成有很大的伤害。

我在接触边缘人格家庭时，常常会发现家庭成员彼此的关系有很多无法言喻的怪异之处，比如家人之间会过度地黏腻或完全疏离。

为什么说是怪异呢？因为黏腻与疏离这两种相处模式同时存在，而且没办法预期、掌控何时会出现哪个模式，完全依主要照顾者的心情与主观而定。可能上一秒甜蜜而紧紧相依，下一刻却又冲突、完全疏离，或强制掌控。关系之瞬息万变，完全无法预测。

完全没规律而极端的照顾者，会使孩子为了适应环境而过度依赖或在乎外在的评价，也就是所谓照顾者的主观，俗称的会“看脸色”。

一个需要看脸色才能活下去的环境，会严重影响孩子自身个体化的发展，阻碍他长出独立自我的人格。

孩子年幼时，大部分自我的发展都依赖成人给予的评价。

如果这个评价是混乱、不稳定的主观感受，孩子就会学到“要去讨好或顺从大人”，总是借由他人的态度，去判断自己是否完美、有价值，并在极好与极坏间摆荡。假若他人对自己不再重视与接纳，就会像失去所有一样，失去对自我价值的信心。

从关系里取得自我认同

边缘人格平常与人相处时，既是依赖着别人的陪伴来定位自己，也期待着能找到一个愿意被“黏”的人。

当他发现依赖的对象不能持续给予他所要的肯定与称赞时，就会联结到关系的负向结果——心里的空虚感受，不满意的感受变成家常便饭，因而让关系里的人都非常痛苦。

他们其实多少也知道自己的问题，愿意在表达不满意后道歉，甚至刻意说些甜言蜜语，让对方觉得情况其实没那么糟，但同样的争吵却又会在短时间内不停重演。

其实他们始终不知道爱的感觉，也不清楚自己究竟在想什么，但却强烈渴求有人可以为他们填补内心的空洞与脆弱。空虚感推着他们一直往前走，学会去讨爱，学会去争吵。他们不知道自己有资格去期待被珍惜，以为要靠采取一些手段或争吵才能达到自己的目的。在他们的人生中，有很多辛苦跟委屈，就算对方此刻信誓旦旦地说爱，内心也会不由自主地猜疑，想透过检验来确定对方是否心口如一、会不会欺骗自己。

当然，这个类型的人也有稳定的时候，多数人在结婚或家庭状况稳定后，若遇到一个不离不弃的伴侣（拯救者角色），一个愿意听话、想了解他们、让他们能说出内心苦楚的人，就会感觉到有人陪伴、不孤单，有人进入了自己的内心（通常需要数年以上的相处）。特别是在无条件的付出与陪伴下，他们的状况会渐渐稳定，家的存在会让症状逐渐减轻，不容易再因内心深处的不稳定因子而煎熬。不过，一般来说，并不是每个伴侣都愿意成为那个抛弃自我、互相依存的角色，大部分的人都希望能在保有自我的前提下，在关系中相爱、相识，从对方身上得到爱与被爱的满足。

关不起来的敏感接受器
——善于同理，却过度解读

当我们谈论到边缘人格是否有遗传成分，势必会接着谈到他们的共通特质——高敏感。因为高敏感体质有遗传的可能，它指的是高度的人际敏感度与观察能力，而这在边缘人格中，也是一个必然会有的现象，他们往往感性、敏锐、善于表达内心情绪。

高敏感的他们，在各场域的行为表现

以家人来说，他们会很在乎生活中一些重要的相聚时间。除了大大小小的节日外，所有家庭成员的生日他们都能一一牢记，并在第一时间送上祝福或专程到访。尤其是对伴侣或他在乎的小孩，他们会以特别重视的方式，去表达自己如何在乎对方，亦会期待对方能够立即给予回馈，让他们觉得自己这样做是很棒的、被肯定的。若得不到他们所想要的响应（高度肯定），内心的失落感会瞬间转为怨怼，由失望产生的情绪让他们充满委屈与愤怒，进而产生更多的控制与勒索。

以朋友来说，他们会是很贴心、温柔的朋友，容易贴近别人的内心，去聆听对方的心事与感觉。同样地，对于感受与情绪，他们会有很多的见解，容易跟人有深层的交流。不过，这并不是一般人所习惯或偏好的交流方式，甚至会有负担。因此在很多情况下，要找到一个能够理解跟响应共鸣的伙伴相当不易，这也加深了他们孤单、寂寞与不被理解的感受，直到遇见有类似特质，或是有同样负面经验的伙伴，才会一拍即合。

以伴侣来说，边缘人格在感情中往往容易一见钟情，因为他们能快速予人深刻的理解与共鸣，进而产生好像认识很久、相见恨晚的感觉。在我的咨商经验中，一谈到个案的恋爱史，就会有很多闪婚、冲动的性关系与特别浪漫交心的情节。如果彼此都是边缘人格，也特别容易互相吸引，在一开始都是一段罗曼蒂克的爱情。或者，若是“无条件的拯救者＋悲情的边缘人格”这样的组合，则会让他们在高敏感的情绪交流与单方面付出下，互相疗伤与接纳。只要没有出现焦虑源，生活中就会一直充满乐趣。

边缘人格的同理矛盾

高敏感的好处是能够快速理解别人的感受与需求，坏处则是会不停地从外界接收自己所无法控制的信息。

这个类型的人，往往有着超强的天线或是接受器，让他们对别人的感受有着相当敏锐的同理能力，能够接收得又快又准确，甚至比一般人代入别人的感受更加同理。

但另一方面，也因为对外在现象过度敏感，他们容易对危险或意外有很高的警觉性，解读信息时，往往是用最糟的概念来理解，也会表达出高于实际危险程度的防卫心。

在心理学上，我们用“边缘人格的同理矛盾”（Borderline Empathy Paradox）来称呼它。

我们都知道，边缘人格有着异于寻常人的敏感接受器，光是听到某些信息或看见别人的脸部表情，就能很快地读出别人的感受。但也因为如此，在同理别人的过程中，他们会接收到一些连对方自己都没感受到的信息，并倾向于负面解读。

举例来说，也许你只是在聊天的过程中谈到担心家人的身体，但边缘人格伙伴可能已从你的表情，读到你对家人也有一点点的不耐烦与愤怒。他一方面看到你对家人的关心，一方面也发现你没表现出来的厌恶（这个厌恶可能连你自己也没觉察），两相矛盾的信息对照下，认为你其实没你说的那么好，进而对你有所防备与排斥。抑或像是我们一般的人际互动，常常都是以与人为善开始，但是边缘人格伙伴却会认为“无事献殷勤，非奸即盗”，认为只要是没经过证明的好意，更可能怀抱着坏心肠。这些都是所谓的同理矛盾。

高敏感与环境的关系

高敏感体质是边缘人格共有的特质，假如在好的环境下，成为边缘人格的风险就会降低；但如果身处的环境不佳，高敏感体质的高性能接受器就会变成一个无法终止的魔咒。例如，伴侣跟异性有约、家人不遵从自己的期待、职场上人际关系不如意等，这些焦虑源往往就是他们人生悲剧的开始。

他们很容易觉察到小小的不如意或别人的感受，往往会期待每件事都是完美无缺、没有瑕疵的，也容易对一些迹象做个人主观的想象与延伸。

如果事情发展顺利还好，但如果过程中跌跌撞撞，对他们来说，往往就是天大的问题与失败。他们很容易因而自我放弃、逃避，把过多的负面想象放在心里而不自知，将过多的不安、害怕或是环境控制变成自己人生的一部分，累积成一连串的自我挫败。

逃不开的悲惨与冲突
——永远带伤看世界的被害者

一位我从念书时期就认识的朋友，一直以来人缘都不错，也会认识不少异性友人。奇怪的是，他很难有长期稳定的好朋友或伴侣，总会莫名其妙地跟人发生冲突。常常从他口中听到很多对周遭不满意的事情，像是朋友不了解他、忽略他，伴侣不忠贞，爱情不尽如人意，或生活中有诸多不顺遂等。每次他都会跟不同的人有新的摩擦。每次碰面，他聊的几乎都是对这些人的抱怨和不满。

在刚开始的一段时间里，我对他有很多的同情，也觉得这个世界对他未免有太多的不公平。但渐渐地，有个直觉产生了——和他相处的人，应该很难跟他和平相处，因为他在我面前的抱怨真的太多了，他的情绪有太多雷区，太容易生气了。

每当有事情发生，他总是认为是别人在针对他、背叛他或是说他坏话，接着就是急得跳脚或翻脸。他虽然从来不缺朋友，也知道如何在新的环境中吸引别人的关注或喜爱，但最后总是变成一个被害者或难搞的角色，继续四处抱怨、申诉，往往会引发别人更多的攻击或排挤，最后关系完全决裂。常常可以听到他跟哪个人又对簿公堂，或是投诉了哪些地方后悄悄离职……

自我应验预言：边缘人格对世界的悲惨想象

刚开始了解边缘人格时，你可能会发现很奇怪的现象，他们在职场、人际关系方面，总是会遇到很多对他们不好或是欺负他们的人，甚至有很多悲伤的凄惨际遇。不管他们到哪里，都会变成悲剧的主角，仿佛社会、人群充斥着不公不义的事情，甚至每次跟别人起冲突，似乎都是受了委屈或被欺负。你搞不懂为什么他们会一直遇到这样的事情。

从专业心理学的角度来看，边缘人格带着一种“悲惨世界”的框架在看着世界。因为这些框架，他们打造了边缘人格特有的“自我应验预言”——我认为人性本恶，所以眼中看到的世界，真的就都充满了恶意。

这样的心理过程，代表边缘人格完成了对环境的“投射性认同”。意思就是，在他们自己无意识的操作与控制下，完成了对这个世界的核心看法。

“我希望有一个真正爱我的人。”

“世界很危险。”

“别人都在讲我不好的东西。”

“我是一个没价值的人。”

“没人会真的爱我。”

“死去才能知道谁是真的爱我。”

这些看法在他们心中不停打转，他们自己却不一定意识到。

取暖式抱怨不断

从所有案例来说，最常看到的是某个人很快地跟刚认识的一个人在一起了，感情很快地升温，很快也开始争吵，又很快地分手。当你问起那段感情，绝大多数的人都不想再提起这段惨痛的回忆，只会说关系断得相当彻底。特别是这种人往往也很习惯这样的过程。冲突发生之后，不直接面对问题、解决冲突，往往只会采取间接或婉转的方式回应，常让人觉得他们是在背后操弄事情。要是状况始终没改善，他们就会与某人完全断绝关系，老死不相往来。

他们一面认为自己受到很大的伤害，一面又继续维系自己对这个社会的愤恨与不信任。

边缘人格的生活很不容易，让人还觉得可以帮助他们的，就是他们还抱持着一线希望。他们希望自己与众不同，希望找到拯救自己的天使；社会在他们的梦想中，仍然有着一丝光明的可能。

然而，他们寻找光明的方式，就是一直释放负面信息，向不同的人抱怨或倾诉悲惨际遇，渴望借此得到完全的理解与支持，或是别人的主动安慰。想当然罢了。就像动物一样，受伤之后更难安定或是信任别人、让人照顾，于是，他们容易找到跟自己有相似负向际遇的人，或是有相似经历但转而付出的人。

两个受伤的人虽然可以互相取暖、彼此陪伴，但长久来看，并不能让他们解决自己的问题。两个在类似世界里的人，依然会继续陷在悲伤的故事情节里。

保持适当距离，以策安全

在文章开头的故事里，我跟那位朋友之间唯一能让我们继续维持朋友关系的原因只有一个：我们一直保持着适当的距离，不会太过紧密。我对他没什么要求，他对我也没有太多的期待，所以对我来说，偶尔接触他不会有压力和情绪。他跟我碰面时，也不会要求我对他有多深的理解，但他想说的，我都会认真听（至少要听懂他哪里可怜，并能安抚他），并且不试图去改变或解决他的问题。

我在心中跟他保持着距离，没有太过深入他所谈论的这些事件，只是当一个称职的情绪出口，听他莫名其妙自我代入的悲惨故事，也听他说着为了故意报复而产生更多冲突的故事。曾经有段时间，我们接触得较为频繁、关系较密切，我尝试帮助他，给他一些正向角度看问题的建议并提出不同的观点，却引爆了对方的猜忌与怀疑，差点连朋友都没办法做。

为什么说出不同的观点会触发地雷呢？

一来，因为很多事情实际上并不如他们所以为的，他们说出的故事有很大的成分是他们根据自己的臆断添油加醋而生成的脚本，因此才会有那么多“罗生门”，你怎么跟他谈都说不清楚。二来，这些观点不是他们所相信的，他们脑海中的基模——世界悲惨、不值得肯定的观念根深蒂固。所谓的开导，对他们来说只是一些不实际的粉红泡泡，社会与人生就是血淋淋的人性黑暗面，你说得愈多，只会将他们推得愈远。

得不到你，就伤害你
——控制、报复、自伤与伤人

听到“恐怖情人”，你会想到什么呢？偏执？操控？情绪起伏大？在这节里谈的边缘人格最痛苦而充满悲伤的部分，是他们内在对自己脆弱、无力的想象——不会有人真正爱我，不会有人关心我，我迟早会被人抛弃。

一名妻子，跟与她相爱相识的先生结婚五年后，渐渐地，不满与怨恨越来越多——抱怨另一半失业，在婚姻中投入不够，结婚纪念日不够用心等。为了让先生感受到跟自己一样的痛苦，妻子计划要伤害自己，然后消失，再构陷先生是杀人凶手，并报警、告知媒体。

为了得到自己所需要的资源，她把自己的肉体当成筹码，设局让前男友来帮助自己，最后甚至杀了他，更设计出一连串的迹证来指涉自己被对方强暴。在这个过程中，这位妻子摧毁了自己所拥有的生活，伤害自己后再去验伤，假造自己被家暴，甚至看着电视上另一半的窘迫，享受报复的快感。她甚至想过要以自杀的方式让先生终生后悔莫及，直到看见先生妥协，在屏幕上道歉、悔改，才放弃更激烈的手段。她成功操控了先生，这是她最后愿意回头的理由。

得不到你，就伤害你

这是电影《控制》的剧情，也是边缘人格在严重自我伤害、毁灭关系时的样貌。

不只电影，我们在很多媒体或新闻中也会听到有些人因分手而自杀甚至伤人的消息，那非常骇人听闻，令人担心起自己的处境，也会有一些专家学者跳出来，讨论反社会人格的可能性（无同理心，缺乏对人、社会的认同感），但这其实是很大的误解。

多数这类情杀的案件都有边缘人格的影子，也不难看出在很多情节中有些相似之处，像是浪漫而甜蜜的开始（那是充满同理和爱意的），而后开始分分合合、吵吵闹闹或出现第三者，甚至为了控制对方而有伤人事件，之后也开始伤害自己（自伤或自杀）。

仔细分析下来，你可以发现这些伤人、破坏的行为，都来自边缘人格对他们心目中的理想父母/伴侣，怀抱希望后，又再度失望、伤心，背后充满过往被人抛弃与关系失落的纠结情绪。

这些错误、激烈行为的目的，都是控制或报复——控制他们深爱的人，不准他们走，报复他们再一次地让自己对关系失望（就像他们的早年经验一样）。

内／外向报复

报复的行为反应有很多种，大致可分为内向报复和外向报复两种，通常实施前者的男性居多，后者则女性居多。无论哪一种，都来自类似的动机。

· 外向——报复控制型

有明显的冲动行为，做事情通常不考虑后果，也经常与人发生争执、冲突。尤其当冲动行为受到阻碍或批评时，容易愤怒或失控。

对于缺乏立即性回报之事，缺乏行动的持续力，不稳定且善变。常因为事情不如预期，希望控制对方或是报复对方的伤害而出现冲动行为，例如伤人、撞墙、威胁等。

· 内向——人我边缘型

在自我的内在形象、目标、偏好上充满不确定感，不清楚自己要什么，常有持续的人生无意义感。因此，容易涉入刺激且不稳定的关系，试图以此来满足自己，反而导致强烈的情绪困扰。为避免被抛弃，会以自我伤害或自杀的方式勒索对方。

悲剧何以酿成？

深入来说，边缘人格平常没有危险行为，也和一般人一样，生活在我们的周遭，只不过个性上有非常多的地雷，如对人际关系有高度期待，或在某些事情上容易偏执、过度在乎等。但若是牵扯到感情或是重要关系，特别是面临分手或关系的失去时，这类型的人特别容易失控或想报复对方。典型的案例有台大“宅王”杀害幼儿园老师、台大泼酸案。

在这些案例中，两个人的互动过程，通常是男方在各方面都有很多付出（数万元的花费，无数的时间与夜晚），女方则感觉到各种精神压力与控制、逼迫，要求搬离男方家并提出分手。男方不接受，怀疑是女方移情别恋才想抛弃他，一面猜疑、愤怒，又一面不停挽留。

悲剧发生前，通常会有浪漫或是激情的邀约，想用这样的方式让两个人重温感情。但事与愿违，两个人仍有许多争吵，男方想透过性关系来证明两个人的爱，甚至想拍下性爱影片当作威胁、勒索的手段。这些行为反而让女方感到非常羞辱，坚决分手，并向外求助，找人来保护自己，最后导致男方采取毁灭一切的做法——杀害女方，接着自杀未遂。故事落幕后，往往是深深的悔恨与抱歉，跟社会大众的无限遗憾。

激情→控制→分手→撕裂→报复

前面提到的真实案例，都不是单一事件，从很多类似的社会案件中都能看到这样的脉络：激情→控制→分手→撕裂→报复。

其中充斥的是自我的脆弱与怀疑；愈爱对方，愈要控制对方。因为不相信自己会被爱，唯一的方法就是控制对方。然而，愈是控制对方，愈会造成更多的伤害，最后失去关系，继而开始报复与毁灭一切的计划。

这些悲剧在平常的关系中都是看不出端倪的，他们也有朋友与家人，日常生活有让他们偏执而稳定的目标（课业、赚钱）等，但是当真正在乎的人事物发生问题，他们有着常人无法比拟的偏执与恐惧。而他们为了避免最害怕的事情发生，或是为了报复那个被抛弃的结果，可以连自己都一起摧毁。

追根究底，边缘人格觉得自己的人生既无意义也没价值，一旦出现对自己来说很重要的人事物，往往就会不择手段将他／它留在身边。于是，在很多情况下，用自杀或是伤害自己的身体来威胁对方、让对方多关心自己，或疯狂地投入，就成为唯一能有效测试关系的方法。

PART2

挣扎求生的苦痛

起因与社会脉络

我一直觉得自己怪怪的，常常哭，容易觉得空虚，没有人可以真正了解我。

我好希望有人可以帮助我，陪我哭，陪我笑，让我感觉自己不孤单。

我也曾经寻求专业的协助，但是连心理师、医师也说不清楚我怎么了。

我好无力，我觉得好痛苦，不想再继续这样下去……

我什么事情都不想做，很懒得做，但是也很难不管，人生真的好辛苦好辛苦。

我总是会想到死亡，会不会死亡反而是比较轻松的事情呢？

不敢相信！

我居然遇到了很棒的人，他体贴、善良。我总算找到了一个真正对我好的人。

但是他会一辈子对我好吗？

我想结婚，想拥有自己的家。我想要摆脱我自己的原生家庭。

我知道我不该一直狂打电话，不该一直怀疑他，但是我真的真的好爱他，好需要他，难道我这样做错了吗？

我希望他能一直陪着我，一直。不能出任何的差错，绝对不行！

＊＊＊

罗马不是一天建成的，边缘型人格疾患绝对是需要被协助的。第二章让我们从边缘人格的角度出发，不光是看他们，也看看这个社会所产生的问题，以及为什么就医对他们的帮助有其限制。

边缘人格的成因与相处之道

——没界限，是问题的开始

根据人们跟边缘人格人群相处的经验，可以确定的是，往往一般人跟他们之间的错误相处模式从一开始接触就已造成。特别是很多人都会因为一开始的美好经验而有先入为主的想法（对方对我很好，我怎能拒绝），导致之后相处互动上的冲突，与对这类型的人的误解。

让我们从例子里来细看里面的关节。

他可能是你的同学。在一次团体报告的讨论中，你们发现彼此想法很契合，合作得很愉快。开始你找他一起吃饭，对方也会询问你的生活细节，甚至之后的每次报告都喜欢跟你在同一个组别。你们讨论着对每件事情的看法，他期待两人观点完全一致，若有些争论，就会用强硬且暴怒的语气指责你，让你有些不舒服。不久后，他又像从没发生任何事一样，来找你聊天。

她可能是你的新邻居，在你刚搬新家没多久，她便送来礼物，关心你的生活。你以为遇到了一个热心亲切的人，也想多认识对方。奇怪的是，她从不让你进到她家参观，总是讲很多理由拒绝你，但却很喜欢来你家做客，拜访的时间也常不固定。不久后，你听到一些关于你的消息，都是由这个新邻居口中传出的，里头有很多不好听的话，那些都不是事实，你气愤地找她理论，她却说那些都是别人讲的，跟她无关。

他可能是你的老板，在一开始的面试中，你感觉这是一位亲切和善的前辈，进入公司后，他常常体贴地照顾你。你以为自己遇到了贵人，你们两人又亲密又熟悉。有一次，他跟你说起私事，下班抓着你讲心事到很晚。反复几次后，他开始要求你加班完成工作内容，对细节也有很多不寻常的苛求。某天你家里有事，面有难色，正想着如何回绝时，他却开始说些酸人的话，也把之前对你的好拿来当筹码，好像完成这件事是你应尽的责任、义务，除非你答应他的所有要求，否则就是忘恩负义。

这些事情给你带来很大的冲击，心里有强烈的违和感。

之前的那个善良、对你好的人，跟现在你所认识的他判若两人。

你甚至怀疑起是不是自己做错了什么……

没界限，是一切问题的开始

很多时候，边缘人格给人的第一印象都很甜美，他们主动、多话、亲切、幽默，也会适时地讲点有趣的笑话，感觉是蛮好相处的人，只是有时讲话会欲言又止、似有言外之意。虽然你们不熟，但他们通常会交浅言深地跟你聊起隐私，特别是一些强烈的、刺激的，甚至是负面的话题。

通常谈话是由他们主导，因为这样他们能聊真正想聊的东西——不只牵扯到事件，有的则是私人经历（例如一些跟性有关的或攻击类、批判性话题），事件不会讲得很具体，但言谈中会常寻求情绪支持与宣泄。在开始听到的时候，你会有点惊讶，但往往会不知不觉聊得很深入。很快地，你们相处时开始有些亲密语言或肢体动作，你认为那是好的互动，让你觉得彼此关系很好、很靠近。

然而，亲昵、没界限的相处，就是一切问题的开始。

认真说来，“没界限”是华人文化的通病，一些干涉或指导的话语，特别容易在互动交往中出现。交浅言深或突然插手、分享，都被视为一种关心或协助——所谓的“为你好”。在大多数时候，我们都习惯于接受，或不好意思拒绝别人的好意。虽然心里觉得不太自然，但并不会认为这样的行为是过头或不恰当的，而会看成是一种建立关系的过程。

假如状况一直这样，也许没有太多的问题，但问题是，对方会渐渐显露出任性（自我中心）和紧迫盯人（不安全感）的特质。

以我咨商的经验来看，如果之前交浅言深的状况你接受了，接下来他会很快地想与你在LINE、FB、IG等社群网络平台或是其他可以跟你有接触的管道产生更深的联系，进入你的生活。当他问起下一次见面的时间，你脑中可能会闪过一丝不安，觉得对方好主动，但因为之前相处得不错，就不自觉地答应了对方的要求。

这时，事情正渐渐地超出你的预料。对方开始不考虑你的感受，任性地诉说麻烦的情况或在不适当的时间联系你，也不停在类似的负面状况中打转，开始对你提出愈来愈多的质疑或是更亲密的要求，例如电话总是聊很久，或半夜跟你联系。起初你也很想帮忙或是给予协助，希望对方可以走出阴影、过得更好，但总是事与愿违。可能早就约好的行程，但时常因为他状况不佳而更改时间，你只好调整自己的生活，再三妥协。直到你也开始感觉无力，对他不耐烦，开始逃避或假装自己没有时间。

重新回顾整个历程，问题在于关系的开始就是过度紧密而没有界限的相处。这种相处模式对边缘人格不但没有好处，还容易造成他得失心过重，害怕被拒绝、害怕你的冷淡，加上得寸进尺的自我中心，最终毁掉整段关系。这些人际交往模式，往往都是我们一开始没有察觉的，等到察觉时，要再重新跟边缘人格伙伴拉起界限，已非常辛苦、容易发生冲突了，所谓覆水难收。

边缘人格的成因

问题来了，我们每个人都是妈生爹养的，到底什么样的“让人焦虑、紧张且高压力的环境”会造成这样的心理状态？它从何而来，最重要的经验又是什么？

简单来说，边缘人格的核心状态，是广泛型的不安全感，而会造成不安全感的原因，有下列几点：

·儿童期被不良照顾的经验（孤单、疏于照顾或过度管控）。

·童年时期的分离或创伤经验（父母离异、性侵、霸凌、家暴、贫穷）。

·家庭里频繁冲突、冷漠气氛，忽远忽近的关系。

·边缘人格照顾者的神经质、焦虑、控制狂及不安全感传承。

由以上几种原因，你可以发现这种人格的成因，其实是后天的外在环境影响与先天的敏感素质兼而有之。我们知道，安全感可以通过家庭教养去做调整或弥补，所以真正的关键，后天还是大于先天。以下让我们从各关系层面来好好说明。

·家庭互动

让我们先从家庭说起，这类型的人一般都是对亲密关系及爱非常渴求的人。那么，难道是家里给的爱不够吗？答案通常是肯定的。

从边缘人格的角度来说，从小成长的家庭环境充满了不稳定情绪及压力。往往照顾者是情绪起伏不定的家长，会因为小事情而发飙或开心，情绪起来时，常会以各种方式进行攻击，比如言语怒骂："生猪都比生你好，我宁愿没生过你，你跟你爸一样差劲！"但照顾者在心情好（或忧郁）时，又十分渴求孩子在身边，也异常黏腻，说出"我好爱你，你不要离开我。我知道你跟你爸爸不一样，对吗？”这种话。

照顾者情绪起伏不定，会让孩子对外在环境充满焦虑，不知道快乐是什么，甚至相当习惯于这种高张力、高冲突的相处模式，进而把冲突误当成爱的表现。同时，也非常渴望能够脱离家庭，或以自杀来脱离痛苦。边缘型人格疾患发病后，对于照顾者的态度也相当激烈，会有口头或肢体上的攻击情况，也常与照顾者争吵或是完全疏离。

· 爱情或对手足之情的憧憬

在爱情方面，他当然是既期待又怕受伤害，对感情的需求其实就是为了填补安全感的空洞，也像是在寻找完美父母来照顾自己一样。因此，你会发现他对任何关系都是小心翼翼，甚至宁可放弃关系也不轻信任何人。但如果有一天遇到了不错的人，他则会很快打开心防、全心投入，希望能够弥补自己小时候没被好好对待的“遗憾”。也因为爱情或关系在不知不觉间变成过去失落经验的替代品，他会使用各种手段去达到目的。这种激烈的索爱方式，不满足就威胁、情感勒索、自杀等，都是一般人难以承受的。

· 人际情谊

从人际关系上来说，他们会特别想去吸引别人的注意力，也希望大家的焦点在他们身上（安全且不被抛弃）。因此，这种类型的人比较风趣，善于开玩笑，知道如何揣摩别人的心理与想法（因为从小就必须学会讨好主要照顾者）。你会发现他们身边永远不缺乏异性，他们喜欢跟异性相处，但不喜欢说自己的家事（就算说，也是负面的抱怨跟批评），所以很难有深入交往的朋友，总是玩闹性质的异性朋友居多。即使结婚或有了伴侣，还是常会往外索求，以寻找那个“理想的伴侣”，填补未满足的空虚或解除焦虑感。

另外，因为对周遭的看法都带有威胁性，即使调笑时你们是好朋友（特别是异性），但若真的发生冲突，则会快速决裂、不敢面对（认为别人都会攻击自己、伤害自己）。特别是在熟人面前，他们非常爱挑剔也具有攻击性。

他往往表面风光，却让人完全摸不清他真正的内心世界，也常常会与人闹翻，干脆独来独往，或是只有从小认识的几个老朋友才能接受他。

发病与病识感

边缘型人格疾患的好发时期大约是青少年到成年初期开始发展自我认同或寻找人生意义时，是以高期待混合内心的不安所产生的人格特征。临床发现，病人以女性较多（因为较重视关系），且容易与其他精神疾病有共病[①]现象，特别是抑郁症或焦虑症（不安所产生），也有人有合并用药、酗酒的行为。

因为扭曲（阴谋论）及不安的世界观，自我中心倾向严重（有安全感才会发展人我关系），他们对自己的问题往往没有察觉，积极想要帮助他们的人较少，他们倾向将现实问题解读成被害、被欺负，“是别人的问题，跟我无关”。

华人社会中，这些状况太过普遍，因此，意识到自己有状况并求助、就诊的案例在台湾不多，大都是处于时好时坏的未爆弹状态。

---

① 共病，病人在接受治疗的主诊断之外，其他已经存在，且会对这次的主诊断疾病产生影响的疾病状况。

边缘型人格疾患的特征与防卫机制

——猜忌，让他们成为安全关系的绝缘体

我们都知道，幸福、健康的感情关系，建立在互相信任的基础上，若有人一边怀疑，一边还执着地要爱，甚至在爱情中时刻抱着猜忌的心，那么，这样的感情会是一辈子脱离不开的痛苦根源。

其实这样的人并不少，甚至在我们的朋友之中屡见不鲜，但这里我想提出来的是，在心理学的意义上，信任本来就是建立在一个能掌控、可预测的基础上，特别是在一个稳定的家庭背景下，经过学习后慢慢累积而来。如果我们在感情里被背叛、被抛弃，或是莫名其妙地被拒绝，就会产生一种不安全感而无法再单纯地相信人。之后可能会因为害怕受伤而不容易投入感情，或是在感情中疑神疑鬼，时刻担心自己成为被抛弃、被伤害的人。这时候，一般人需要很长的时间慢慢自我修复、疗伤，

但会慢慢变好。边缘人格是无法靠自己变好的。

边缘型人格疾患的特征

接着我们说明一下边缘型人格疾患的特征。

我们都知道他们大概就是一个跟自己或别人都无法好好相处的人，他们对自己和别人的观感，一直摆荡在极端的好与坏之间，总是有着很紧张的关系和对关系的主观想象，又异常需要别人。几个显著的特征如下：

· 非常努力于避免实际或想象中的被抛弃，在关系中紧迫盯人，或是希望在群体中成为镁光灯焦点，极度爱面子。

· 不稳定且紧张的人际关系。不是一百分就是零分，常跟朋友争吵至决裂。

· 常有认同障碍。自体形象或对自体感受持续明显不稳定，不确定“我”是谁。

· 可能导致自我伤害的冲动行为，对自己的人生充满虚无感和焦虑感。

· 反复出现自杀、自伤的行为或威胁，希望别人会因此顺

从他们。

·情绪反应激烈且情感表现极端，一下很爱你，一下很恨你。

·长期感觉空虚、寂寞。

·常表达不合宜且强烈的愤怒，或难以控制愤怒情绪。

·压力很大时，可能有暂时性妄想或解离症状。

内建自我防卫机制

我曾经遇过这样的朋友，也试图要建立信任关系，但往往事倍功半。他们会记住所有你做过而他们觉得错误的事情，不停地翻旧账，证明“你是不可靠的”；发生一点小事情，就会选择避不见面、逃避问题，然后在其他朋友面前一直抱怨你……这些行为，我在认识的朋友身上都见过，不管是在念书还是工作时。

他们为什么这么做呢？因为他们在保护自己。

在现今社会，外在环境的变迁让安全感的建立更加充满挑战，尤其现代通信媒体提供了许多交友和发生联结的机会。一夜情、炮友、开放性关系这些名词的出现，让朋友与情人的界限变得微妙，有时我们容易迷失在这些文字讯息中，不知道其中有多少是真心诚意的情感流露。

在边缘人格的世界里，尤其如此。

他们会很轻易地释放些暧昧、模糊的字句来试探别人、靠近别人，却从来不轻易承诺。他们在亲密行为上界限很模糊（容易发生性接触），但在心里跟人的关系总是不安、疏离的，常常搞得别人摸不着头脑。他们在潜意识中无法停止猜忌与怀疑，也比一般人敏锐，所以对于关系的变化倾向负面解读，会不断地确认彼此的情感联结是否真实。

猜忌的确是一种确保安全的手段，但这样可以让自己幸福吗？事情没那么简单。照理来说，在选择伴侣时，他们应该选择跟家人不一样的类型——较安全、稳定、可靠的伴侣。但实际上，那些条件好的对象常会被他们优先淘汰，一方面是自惭形秽，认为这样的人不会跟自己在一起，一方面也会怀疑对方迟早会离开自己。所以最终，边缘人格反而会不自觉地被类似边缘人格的人吸引，因为这样的人格特质才是他们从小到大习惯相处的。

迷恋于危险、刺激的关系

他们依恋于危险、混乱的关系，那让他们感受到爱恋的刺激与诱惑，却也同时对这样的伴侣关系充满怨恨，又不肯轻易放弃，只能借由反复地控制、威胁与攻击，把伴侣挤进自己想要的那个“理想”框架中。

明明理性上知道这种人的问题，感性上却又不知不觉被吸引。从这种相处中，感受到爱情戏剧般的张力与刺激的同时，却也让猜忌和怀疑变成生活中习以为常的事，痛苦、背叛渐渐成为日常的一部分。说到底，边缘人格习惯性地选择这种刺激的伴侣，却没有觉察到自己已经选择了充满猜忌、恐惧的路。他们在这样错误的道路上愈走愈远，愈来愈焦虑，也愈不可能拥有想要的安全关系，反而更深刻地自我验证了人性的黑暗面，无法自拔。

举例来说，当黑道老大的女人、抢朋友情人的第三者，抑或与恶名昭彰的花花公子、花蝴蝶交往，这些在社会中不太能被接受的爱情，都会是他们理智上排斥，但情感上却容易被吸引的选项。

除非遇到一个可以接受控制，其他方面又能满足他们“重口味”需求的人，具有边缘人格的人才愿意投入情感。

他们是受家庭经验所影响的可怜人，一辈子都在努力跳出原生家庭的悲剧，但具有讽刺意味的是，正是如此避免受伤的努力与猜忌，让他们遍体鳞伤，得到的只有悲伤的结局。

无所不在的恐惧
——为了不被伤害，而控制、依存与勒索

不安源自恐惧、害怕，是人最本能的反应之一，也是推动人行为的关键。我们来看一个例子。

“敏雯，我的男朋友又在管我了。”小芳说。

“他一直要我巨细靡遗地告诉他我去了哪里，在大家面前也要跟我牵手走在一起，但是我觉得好恐怖！他为什么要这样？被大家知道的话别人会怎么想？他们会不会在背后说我什么？

“他这样一直管我，还跟系里同学聊起我的隐私，跟朋友讨论我的事情，我常被他的行为吓到，他是不是在跟大家说我的秘密？

“他还说要接送我，他是不是要借此监视我？我好害怕，怎么办？敏雯，我真的好怕！”

小芳滔滔不绝地说着她的担心。

小芳只身离开台南的家到台中就学，一入学就认识了同系的硕班学长，两个人很快就成为男女朋友。一开始，男友的陪伴让小芳对于独身在异地生活的恐惧减轻不少，但是相处过程中，男友的大男子主义和习惯让小芳感到压抑又不自由，男友处处都想贴近小芳的生活，希望可以陪伴这个离乡背井的小女孩。

小芳内心充满委屈却又无可奈何，她害怕男友的个性，但她也更害怕若是离开了他，不知道如何独自面对陌生的环境，如何在人生地不熟的台中生活。因此，小芳到学校的咨商中心求助。

某天，小芳说她打算跟男友分手，把男友的手机设为拒接，LINE、脸书也封锁了。朋友听了都蛮开心的，也支持小芳的决定。但后来，小芳没有再到咨商中心，也有两周没有到系里上课，同学、老师们注意到这件事的异常，打电话却都联系不到小芳，只好直接去宿舍找她。

小芳开门时，老师们都吓了一跳。

她看起来憔悴极了。原来小芳因为太害怕而不敢出门，也不敢接电话，两周来都把自己关在宿舍里睡觉，几乎饭也未曾好好吃，甚至没怎么洗澡。

后来，小芳才跟老师说，她太害怕男友，也害怕周遭环境，所以不敢出门，只能一直待在宿舍里，等老师上门找她。

想象出来的危险

小芳这个案例，很多人会认为有边缘人格的是小芳男友，的确，乍看之下似乎小芳的男友符合了几个特质：大男子主义、管控、强势。但若从另一个角度来看，不难发现小芳的害怕情绪其实带着很多她自己的想象。男友其实只是在给有状况的女友提供更多的协助（大男人的关心），真正被情绪勒索的，是这个男友与她的朋友敏雯。

小芳不停在周遭朋友面前表现她的恐惧与弱势，而跟咨商中心的老师晤谈时，也看似无意地不时提到她自杀（伤）的想法和“活不下去”等情绪性字眼，让旁人更加心疼、关心她。“有人可以紧抓不放”对他们而言是如此重要，因为在他人的支持中，能减少内心对环境的恐惧。就像溺水的人一样，无论如何都要抓住最后一块浮木。

多数人都会很在乎、重视他们所发出的求救信号，想以各式各样的方式帮忙，直到事情进入永远无法停止的恶性循环——愈是倾听，就有愈多的情绪勒索跟控制；愈是在乎，愈是让人得寸进尺。边缘人格也不会因此而放松，反而产生更多恐惧。最后，身旁的人都无法忍受，开始疏离、拒绝，于是他们又会躲回自己的空间，自我疗伤、恢复平静，看看有没有人会再来拯救或想到自己，就像小芳一样。

无止境的恐惧

边缘人格的特质除了强势的控制、勾引与掌控，也有忧郁、恐惧和无止境的担心。

影响、推动一切的，是他们内在时刻存在的恐惧与害怕。

他们认为自己是无力、卑微、弱小的，容易被任何人伤害，所以当恐惧因任何线索或以任何形式产生时，他们可能会外向强势反抗，或内向自我伤害，以阻止担心的事情发生。

以小芳的例子来说，对男友虽然有被掌控的恐惧，但终究仍小于她对外在陌生环境的害怕，因此宁愿留在一段糟糕的关系里面（跟男友在一起），以避免另外一个更恐怖的结局（自己要独自生存）。这样的状况在一开始时，相对之下是可以接受的，但是当其中一个恐惧被处理完（分手了），另外一个恐惧滋生（只剩我一个人了），就会有更多的恐惧跟担心，希望别人倾听、帮助自己。

这个案例揭示了边缘人格内心最真实的脆弱：对所有人事物的恐惧。

他们一方面想要生存，想要克服对外在世界的恐惧，却又无法接受他人过度靠近和协助自己，也就是说，既期待被陪伴，也同时恐惧他人的存在。不管如何，他们都是挣扎而痛苦的，外人难以理解的同时，他们内心也在深深地矛盾与纠结。

偏执、固着的生活习惯

日常生活中，我们也可以看到这样的人格有许多偏执的规律，像是饮食上的固定，每天的餐点都是一样的豆浆配馒头，可以维持一辈子，甚至一定要同一家早餐店或同一个牌子的餐点。也可能是某个特殊的生活习惯，如家中固定使用三十把牙刷刷牙而不用牙膏，每天坚持轮流替换。或是经常脱口而出的口头禅，不管遇到什么事绝对先说：“你错了，应该是这样的……”

这样稳固持久的生活样貌，有时会让身边的人感到沉闷而痛苦，但他们不会因为你的任何建议而改变，甚至会用很多反击的言论来支持自己，论证他们的想法是对的，而你是错误的。这些偏执与固着，能抵消他们内在的恐惧与焦虑，当事人往往没有觉察，会自然地要求伴侣过跟他们一样的规律生活，才会放心。

这些思想或行为上的偏执，反映出他们内心的不安。他们坚持过着部分规律的生活，以不变应万变，以减少适应新事物、新环境带来的危险。对他们来说，选择同样的生活安排，能排除遇到坏事件的可能。特别是，在临床上我曾看过因为这些偏执行为而被误判为自闭或亚斯伯格症的医疗诊断，但我心里很清楚，这些只是边缘型人格疾患平衡内心的恐惧感的行为而已。

破碎的自我认同

——与焦虑感相依为命的一生

恐惧的状况维持久了，会呈现一种难以言喻的泛焦虑状况。跟一般人不同，在边缘人格的生活模式中，焦虑是无所不在的正常状态。在他们小的时候，颠沛流离是生活的常态，极度控制的管教、父母为钱躲债、离婚、冲突、冷战、抛弃家人、忽略教养、威胁自杀等，只要有一项真的发生，这些外在的真实危险都会让一个有边缘人格因子的孩子产生扭曲而混乱的自我，怀疑、不安也成为他们生命中看待事物的主旋律。即使长大了，也说不清楚那股焦虑感，总是不相信自己好，有着深深的自卑感。

我们来看一个焦虑感发作的例子。

婷甄在参加团体活动中总是迟到，这种状况引起了团体带领者的注意。某次团体分享中，带领者提出了对于婷甄迟到的看法，询问婷甄对于自己经常迟到的想法。

一开始，婷甄也对自己的状况感到抱歉，但几分钟后，婷甄开始有不同的表达，也不参与团体分享了。她往后退到角落，似乎在生气。

快结束时，婷甄又开始抱怨团体活动中有诸多不好的地方，她觉得自己没有受到尊重与好的对待，也质疑领导者的能力，并表示对带领者深深失望，“下次可能不想再继续了”。

团体活动结束后，婷甄又不停地跟其中一两位团员诉苦，让他人无法离开。但是在下一次的团体活动中，婷甄还是出现了，并且依然迟到、抱怨，不融入团体。

新环境引发的无限焦虑

在前述情境中，我们可以了解到，边缘人格对于进入新环境容易感到焦虑、不安，很多时候他们会故意晚一些进入团体，在外面观察一下大家的状况，确认环境固定、不会变化了，才进入。往往他们自己也不清楚为什么要东拖西拉，因为他们也不是故意的。事实上，透过晚来的方式确认环境，能让他们有控制感，迟到的行为正反映出他们内心无法言喻的焦虑感。

而领导者直接把迟到这件事提出来讨论，让他们直接联结到对人际关系的焦虑感，认为对方正在有意地指责、批评，将别人的行为解读成对自己的攻击。因此，接下来就会反射性地以气愤、强烈的抱怨来报复、攻击这个“伤害”她的人。同时，又因为对失去关系的联结感到焦虑，他们无法轻易结束一段关系，这两种矛盾需求让他们饱受煎熬。

从小到大经年累月的焦虑感，即使是在长大后天下太平的顺遂生活里，仍会在内心不时闪现。渐渐地，焦虑感会掩盖生活中的所有快乐、幸福、色彩，衍生出不相信“生命有价值”的不确定感，甚至认为生命空虚、无意义而产生厌世感。

当然，凡是经历过那般痛苦成长过程的人，一定也会思考一样的问题：人为什么要活着？为什么生命这么痛苦？谁会真的需要我？我有资格幸福吗？什么才叫好好活着？

这些议题在他们的内心，始终没有一个完整的答案。破碎的自我认同随着生活中不同的经历，所得到的答案也会时常变化，有时觉得自己很好、很有能力、很有价值，有时却又落入内心的空虚黑洞当中，觉得自己像是行尸走肉般的存在，只是为了别人眼中的自己而活着。甚至抱着这样的想法：其实我一点也不觉得生命有什么值得期待，我不相信自己好，也不认为有人会珍爱自己；总有一天，我一定会孤单地慢慢变老、死去……

身为边缘人格的朋友／伴侣，你能做的是……

成为边缘人格的朋友或伴侣其实非常辛苦，一个彼此正向稳固的关系，有助于稳定、减少他们爆发焦虑感，但只要生活中发生无法掌控或不如预期的事件（如有人生病，家人工作、经济变化），他们的悲观消极会让他们将所有烦恼“砸到”身边最亲近的那个人身上（通常能被操控）。焦虑源没有解决之前，身边的人都要一直当他们的情绪垃圾桶。

在我们自身状况尚佳的时候，通常能针对他们的焦虑给予一些建议或解决策略，但之后他们的焦虑与其他情绪又一波波不停地“砸过来”，直到我们也开始受不了他们不停抱怨而拉开距离。但对方往往已经把我们当成他的情绪伴侣，希望可以好好倾诉、减少焦虑，这时候的疏离反而是一种伤人的拒绝方式。高敏感的特质让他们能轻易觉察到你的改变，接着用各种手段来试探你的心意，直到确认你要离开，他们会不顾一切地抓住任何能留住你的机会。

说到底，所有的边缘人格都是悲观主义者。因为小时候的家庭经验，渲染了他们对环境、对整个世界的悲观态度，认为自己所有的努力都只是为了求生，就算现在生活过得不错，也是暂时的。

胆小心细的个性，使得生活中所发生的一些意外、琐事，都会让他们神经紧张，时刻扰乱他们的平静生活，焦虑地预测最坏结果即将发生。因此，当他们要对一件事做决定时，通常会花上很多时间去思考权衡。犹豫不决，是因为他们无法确认哪一个选项最好（安全）。

边缘人格非常习惯杞人忧天，这是他们为了避免危险发生所形成的生活常态。我们所要做的是接纳他们对于环境的过度解读，不受其影响，不变得疑神疑鬼。我们要包容他们的固着、偏执，持续耐心地陪伴，理解边缘世界不同的生存法则，而不排斥他们。

受限于病理观的临床诊断
——为什么边缘型人格疾患难以确诊，且容易被误诊？

边缘型人格疾患有很多值得探讨的部分。根据美国精神医学手册《精神疾病诊断与统计手册》第五版（DSM-V），边缘型人格疾患的诊断标准为：

1. 疯狂努力以避免被遗弃。
2. 对他人过度理想化与贬低间反复。
3. 自我认同障碍，自信心低。
4. 有自我伤害及放纵行为（如飙车、疯狂购物）。
5. 一再以轻生、自残威胁他人不得结束感情。
6. 强烈地爆发愤怒情绪，且难以控制。
7. 情绪失控时，忧郁、焦虑会持续数小时。
8. 长期感到空虚，害怕孤单。

9. 因压力出现暂时性妄想或解离。

以上九项，如符合五项以上为重度，即表示具有边缘型人格疾患。三项或三项以上为轻或中程度[①]，即表示具有边缘人格。

何谓精神疾病？“生病”的概念与框架

关于上面这些描述，最重要的讨论就是：什么是精神疾病？

就一般的生理疾病来说，原本健康的身体产生病变而需要调理、药物治疗或手术开刀等，就是我们所说的生病。

而在精神疾病部分，除了需要治疗外，也有一部分是跟个体的适应与感受有关。例如，个人反应过度强烈，或是长期的忧郁、焦虑、紧张甚至是太理智、太情绪化等，这些都会让个人感受到强烈的痛苦或无法适应。严格来说，这并非“生病”，而是跟他人或环境差异过大所导致的功能问题——社会化困难。

社会化困难会衍生很多后续问题，包括影响个人的工作能

① 中度边缘型人格标准参考《你也害怕孤独吗？解析边缘型人格》（高育仁，2014），实际上 DSM 并无此项标准，但以现实状况来看，笔者也认同高心理师的判断依据。

力、人际关系，或是爱与被爱的感受，甚至引发人生无望的想法与自杀念头。我们不能称这些过度反应是“言过其实”或“无病呻吟”，因为人是群体的一分子，无法融入或适应团体，对个人来说是很大的心理伤痛。

但问题来了，在DSM-V中，边缘型人格疾患是以个案的自述情绪感受及行为观察作为诊断标准，这使得实际在做专业判断时，非常容易被错误判断。因为严格讲起来，它是一种长时间处在不安全感、混乱且不稳定、不成熟的自我状态，共病的现象很多，若以症状来做判断，很难转化为确定的、单一判断的外在指标，也就容易以偏概全。共病现象容易让专业助人者搞混造成案主困扰的原因，所有的疾病都做治疗，反而无法处理真正的根源。

共病现象与药物的辅助

边缘人格就像是长时间处在战乱中的儿童的心智状态，会伴随事件而快速变化，进而产生强烈起伏、忽好忽坏的情绪：好的时候完全没事，跟一般人没两样，甚至更风趣、幽默（很会看脸色）；状况严重时，则会出现负向想法、自杀语言及行为。

边缘人格的情绪、行为与某些疾病的外在行为表现很像，最容易误诊为抑郁症、焦虑症与躁郁症，甚至听过被诊断为自闭症或亚斯伯格症的案例。当用情绪、行为作为指标时，边缘型人格疾患很容易被误诊，因此我们常看到个案上医院一阵子后，抑郁症就“奇迹式地康复”。但因为不是真正康复，所以状况一来又会重复发作，最后让不少人变成到医院逛街——拿药物拿得很勤劳，但又不好好服药，因为重点是到医院看医生，一踏进医院或是看到医生，就产生一种“我有接受治疗”的安全感（虽然这种安慰剂效果只能维持一阵子）。

基于种种原因，临床上，我们很少看到针对边缘型人格疾患的治疗，大部分都是针对症状施以药物治疗，例如抗抑郁、抗焦虑和稳定情绪的药物等。药物是针对情绪、症状反应做介入，虽然能快速且明显地见效，实际上却没有针对这个疾患治疗的效果。

没有治疗效果，那为什么几乎所有对边缘型人格疾患的治疗方式都会使用到药物呢？我相信大家看到这里都会很疑惑。

举个典型的例子来说：治疗失眠最常使用的就是安眠药，它能让人睡着，减轻失眠的痛苦与不适，但严格讲起来，它并不是在“治疗失眠”，而是降低失眠的不适感。真正的治疗，必须找到一个人的失眠原因，可能是生理或是心理层面的，接着再去做根源的讨论及治疗。

边缘型人格疾患也是如此。

用药是为了让心理咨商或心理治疗不受症状干扰，进而对个案产生帮助。药物虽然无法用来治疗，但也是协助个案减轻痛苦的重要环节。

只不过，案主常常分不清楚其中的差异，就会主观认为药物的帮助不大（药物本来就只是在处理症状，当然帮助不大），无法减轻他们内心的空虚与焦虑，所以自行调整用药量，甚至自行停药。

为什么边缘型人格疾患难以确诊？

可惜的是，目前医院所提供的心理治疗或咨商，只有一小部分病人被服务到。考虑到健保点数与医院在营利上的规划，心理治疗对经营者来说收益较低，医院聘任的心理师人数往往不足以应对庞大的需求，所以医院对这部分病人还是以药物治疗为主。甚至，因为成本考虑，病人接受度也高，医院常常会以实习生作为心理治疗的主要服务者。然而，实习生的专业能力毕竟有限，实习时间也有限，没办法好好地长期服务个案。

事实上，真正的困难并不是治疗，而是如何让个案正视自己的问题，理解并接受自己的状况，好好接受心理咨商、治疗并辅以药物稳定状况。要让一个人坦然而开放地接受自己在某方面“生病”了，是很不容易的事。一方面，在我们的文化中，仍有污名化精神疾病的情况，患病者有时会被看作“没积阴德”“神经病”；另一方面，则是这类型人格疾患的个案，为了对抗被污名化，会发展出一些伪装、掩饰疾病的方法，让协助者不容易确诊，误判的概率也高。

此外，辛苦而悲伤的际遇，让他们对外在环境的理解一直都是负面而极端的，所以他们常认为，真正有问题的是外在环境，而不是内在那个为了存活下来而扭曲的自我。因此，要让个案以单纯、直接的方式看待自己的问题，就相当困难，在专业上我们会称呼他们为功能相当好，但病识感低的一群人。

所以，边缘人格真正需要的，是重新建立对人或环境正向的观念或看法，以取代他们内在那个挣扎求生的负向世界观。能够帮助他们的，是深刻理解、同理那些痛苦的心理咨商、心理治疗，最好能勇于进入他们的世界去陪伴、去滋养，以温柔、细腻挑战他们的扭曲。

主要照顾者是“边缘因子”的散布原
——家庭里，被复制的人格与教养模式

佳佳是刚升初一的女生，在跟朋友闲聊时，说出自己被男网友性侵的事件。同学立刻跟导师报告，辅导老师则紧急通报了相关单位，同时也联系了家长。

妈妈得知后，立刻到学校询问老师详细状况，并希望佳佳跟她说到底发生了什么事。回到家后，母女俩爆发了严重的争吵。

妈妈怒吼：“早就告诉过你，不可以跟网友见面，你为什么不听妈妈的话？你这样根本是犯贱！

“丢脸的小孩，我没你这种孩子，跟你爸一个样，贱人！

“这样叫我还怎么面对外人？你真是脏，我怎么会有你这样的孩子？”

佳佳也歇斯底里起来，指着妈妈说：“你自己在外面也有男

朋友，凭什么这样说我？”

两人甚至发生扭打，起初爸爸想要平息双方的冲突，但最后也是愤怒极了，开始指责妈妈没有照顾好孩子，才会发生这样大的事情。

“你怪我？你就只会用逃避的态度对我们，一出事就不在家，还揍我，哪个好先生会打自己的太太？都是你，孩子才会有问题，才会被网友带坏，我才会想往外找男人。这一切都是你害的，你造成的！”妈妈疯狂尖叫着。

爸爸只能沉默，不发一语地握紧拳头。

那天晚上，妈妈不停跟佳佳说自己有多爱她、多在乎她，不能失去她，要佳佳听话，再也不能做那些坏事了。

第二天，佳佳的母亲到警局备案，对男网友提告，但佳佳的说辞却前后不一。男网友到达警局后，则声称自己跟佳佳才刚认识，根本还没见面，也没有性侵的事情，上次佳佳想要约他见面还被他拒绝了。但是医院检查的结果显示，佳佳的确是发生过性行为的，在大人们联手逼问下，佳佳才说出是前男友所为。前男友则说每一次发生性关系都是佳佳主动的，不明白为什么佳佳会说自己遭到性侵。这件事情告上法院后，前男友仍因与未成年人发生性行为被判了刑。

事后，辅导老师对佳佳进行辅导咨商。一进咨商室，佳佳就泪如雨下，说自己活得很累、很想死，家中没有人关心、了解她，让她总是感到很孤单。更说妈妈只对弟弟好，根本不管她，弟弟窝在家一年多了，妈妈把所有的心力都放在弟弟身上，自己在家中就像是空气一样，没有人会在乎……

外人难以看见的家庭真相

家庭是孕育生命的基础，在我们还是婴儿或孩子时，不会知道父母间的冲突是有问题的。我们只知道争吵是家里的常态，两天一小吵，五天一大吵，前一秒还开开心心，后一秒一有事情不顺心如意，家人立刻翻脸。这种强烈的情绪起伏，转化到对孩子的态度上，就是偏执而不留余地的控制。小的时候，我们不会感觉到这种黏腻而紧密的关系让人窒息，我们只会习惯它，知道父母对作息、学业甚至出门与返家时间有所要求，完全没有任何讨论的空间（有异议的话，就要面对翻旧账跟歇斯底里的情绪）。

让人意外地，这样的家庭状况很难被外人发现，甚至可能在外人看来是有礼貌、彼此关系很好的家庭。

为什么呢？因为父母通常有着边缘人格的样貌，会刻意维护自己的外在形象，对外面的朋友一律彬彬有礼，而且朋友虽多，但深交的屈指可数，也常要求家庭中的每个成员都要表现出好的一面给外人看。最重要的是绝对不可以对外乱说什么家中的事情，这会引爆整个家的高度焦虑感。

边缘人格的家庭，往往对外人疏离有礼，对自己人任性而操控。

因此，只有跟这些家庭成员开始互动，关系愈来愈好、愈来愈深入时（或是通过对方的信任考验），才会开始发现怪异的地方。例如：很直接而没有界限地想去了解你或干涉你的交友圈；做什么事都要跟你在一起；常常会在晚上休息时间跟你联系，一联系就纠缠三四个小时；不停向你抱怨生活中的委屈；突然出现在你家门口，连你的生活方式也想知道，但自己的生活却总是随兴而混乱等。

当父母／小孩有边缘人格……

这样的家庭充满了不安、矛盾与压力。举例说来，如果母亲是边缘人格，她对某些事情可能完全不管也不在乎（成绩、交友、金钱……每个边缘人格状况不同），但会要求孩子要每天准时回家、报备行踪。即使孩子已成年，上大学、外宿了，还会每天打电话到宿舍确认孩子有没有回去，也会要求孩子每周都要回家报到，甚至要知道他每个朋友的电话。如果孩子说要讨论报告或有事耽搁，就会狂打电话、传短信，要孩子立刻回来，否则就会开始情绪勒索，用“没你这样的孩子”“不孝”等字眼，把自己的焦虑与不安扔给孩子承担，把错怪在自己的小孩身上。

若有边缘人格的是爸爸，行为特征则是用大男人的方式来管控妻子、小孩，常以挑剔、诸多要求的方式让家人妥协、受控制、听话。很多时候，孩子不接受管控，父亲也会疯狂指责母亲不尽心教育孩子，或是没有当好母亲才会让孩子如此“不受教”，常常最后的行为就是暴力相向，或以更激烈的言语羞辱与攻击。

身处这样的家庭，孩子会面对很多的管控与情绪起伏。和对自己很随兴、不规律但态度强硬的管控者相处，虽然关系很黏腻，甚至有很深的爱，但恨也随之而来。当小孩渐渐长大，他们开始长出自己的个性与想法，也会开始想要反抗父母的操控，或模仿这些行为，开始有很多问题冒出来。因此，多数边缘型人格疾患发病的时间在青春期。

上述这些情形若发生在边缘人格的家庭里，常常会出现

“罗生门”，因为家里每个成员都觉得自己是受害者，对于被伤害的证据各有不同说辞。

宛如魔咒的边缘型家族命运

简而言之，这不单是某一个家庭成员的边缘人格问题，而是整个家就像一个“边缘型家庭”。

焦虑与不安就像病毒一样，不管有边缘人格的是父亲还是母亲，在相处的蜜月期过后，焦虑事件会随着生活中双方愈来愈多的差异而传染、扩散，例如婆媳冲突、居住问题，或是不同的经济、价值观等。问题还会渐渐地蔓延到夫妻关系、教养态度。原本只是柴米油盐酱醋茶的日常琐事，却变成互相伤害的证据与理由。也因为希望自己能被无条件地照顾，更加不能接受伴侣的“不体谅”。

日积月累，焦虑与不安会影响原本状况较好的另一半。在长期的猜忌与怀疑之中，习惯性地自我防卫与过度反应。

而生活在这种家庭的孩子，也自然而然地传承了不安与恐惧。

有些孩子因而习得了边缘人格的个性，有些则成为把自己跟感觉隔离的人，在心里跟这样的家庭划清界限以自我保护；也有些孩子会早早逃离家中（一面认为是自己的存在所造成的问题）。

这种家庭传统，会不停地透过教养方式一代代传承下去。

自我中心、过度管控、激烈的情绪反应或是侵入别人的空间等，这些相处模式就像是接力棒一样，孩子从小对这些反应深恶痛绝，长大后却又不自觉用一样的方式对待自己的孩子，复制父母的影子，重现自己幼时的家庭环境。就像是个永远无法摆脱的家族传统，边缘人格出现在每一代人身上，成为摆脱不了的生命轮回。

在边缘人格的传承背后，其实是悲情与恐惧在主宰整个家族，对自我的负向概念不停地互相影响，同时对很多外在的环境心怀恐惧。只有觉察与了解自己，并与这样的家人保持一定的心理距离，进而学会在好关系中面对自我，才能够真正帮助自己，脱离边缘家庭的诅咒。这在后面的章节会详细叙述。

走入“边缘化社会”的危险文化

——网络世界是焦虑、不安的培养皿

边缘人格常在左右，只是你没发现

前面说了那么多，我想澄清一件事情，边缘人格在华人社会非常常见，而且我们大都很习惯它。这跟华人重视关系的文化特色有关。

举例来说，在欧美国家强调自我、个人主义，一个担心自己被抛弃、对关系看重到病态的人，绝对是生病了。

但是以华人文化来说，一个看重关系到病态的人，说真的，还挺正常的。常见的例子，一个担心儿子会被媳妇抢走的婆婆，常有强烈的控制欲、心情反应激烈、感觉空虚、负向扭曲等现象，其中，攻击媳妇、控制儿子或是歇斯底里，说实在的，我们还蛮见怪不怪的。

再举一个例子，俗话说“一哭二闹三上吊”，这既是危险情人的典型症状，也反映出特殊的华人文化背景。

这类型的人的确需要接受帮助甚至就医，但这也是我们文化的一部分，不需要去害怕他们或贴上任何标签。因为他们就是渴望在关系中找到自我价值的华人文化角色（女性居多）。

真正的问题是，国外就医的精神疾病中，边缘人格所占比例高达百分之二十，在中国却相当少。这显示出我们极度缺乏病识感，也时常被轻忽，甚至寻求心理协助的也少。

边缘人格会在无意中伤害周遭亲友，而这类型的人闪婚及离婚的概率都特别高，也就容易把伤害传给下一代。

求好、求快，带来伤害

再从外在的角度来说，我们正在走向边缘化的社会，随着网络的发达与科技的发展，我们在生活中面对的第一个挑战就是每天都在改变，很多事情不再是固定不变的，时刻蹦出的新事物或挑战让我们无法轻易安顿自己，常常需要调整个人的生存方式或价值取向来适应社会。在以往的时代，生活较为单纯，因为选择不多，互相比较、竞争资源的状况相对不多，大家在生活的规划上，容易做出符合社会框架的选择。

时至今日，多元社会渐渐改变了人的处境。我们从媒体上看到人们愈来愈容易成功，只要暴露在镁光灯之下，呈现自己最好、最有趣的那一面，就可以快速蹿红，成为所谓的“人生赢家”。但另一方面，社会也告诉我们，这类网红为了要成功，得让自己不停地曝光，并学会伪装自己好迎合别人的期待。愈是让自己成为一个外在大家都会喜欢的人，愈有着不为人知的辛苦，因为不知道何时才能停止，时时刻刻都在大家的目光下，承受着紧张、焦虑，以及不能真实做自己的痛苦。

这种快速的成功让人们心生向往，但在大环境中，机会愈来愈少，竞争愈来愈激烈，社会的贫富落差让人们挫败绝望。人以往内在的定力及适应能力受到极大的挑战，人与人之间的稳定关系，特别是家庭关系及个人生涯发展，同样也面临巨大的挑战。

以升学来说，现在的父母光是了解各方专家的意见和理念，就焦虑得不知到底该怎么做才好，什么才最符合孩子所需，只能茫然地听从专家们的建议，对孩子的实质教养跟不上教育理念改变的速度。

我们对下一代的教育充满了不安与焦虑，也造成年轻一辈看不到未来，人生充满空虚感。在这样的时代，满脑子思考的都是如何让自己活下来——生存焦虑与竞争变成生活中的潜规则，大家更看重利益、及时行乐、本能的满足，而不是人与人之间的关系，一切都变成以生存、利益或成功为导向。人们开始不知道自己要什么，只要能活下来或是被社会接受，愿意不择手段，任何东西都可以牺牲。

这是目前社会的黑暗面，当然，努力调整、改变社会的也大有人在，也有人试图做出一些适应，不随着焦虑起舞。大部分情况下，人依然心怀希望与光明，但前提是成长经验中有着足够的爱来滋养，才能抵挡社会的负向能量。而边缘人格的生命经验，就是外在环境（家庭）的危险与恐怖，现实社会和媒体信息往往只会加深他们的恐惧。

当点赞数、曝光度成为焦虑来源

举几个实际的圈子来阐释“危险与恐怖”。

第一个最让人印象深刻的，就是演艺圈。演艺圈总是光鲜亮丽，但不可否认地，这也是个大起大落、充满竞争与压力的工作圈，无时无刻不被放大检视，这份压力不是每个人都可以承受的。甚至任何时候都可能会有人攻击、谩骂艺人。时运好则知名度大增，快速累积很多喜欢你的粉丝，但随便一则不实的报道，也能使得大量攻击语言涌入，让人身败名裂，甚至被攻击者承受不了而萌生轻生念头。

很多童星因为一朝成名而在这样扭曲的生活环境下长大，发展出边缘人格，就是。所谓的“童星崩坏”，其实就是他们在人格尚未完全定型的年龄，长期暴露在镁光灯下，并不得不接受社会的潜规则，加上家里没察觉到这些对孩子的影响（或认为赚钱更重要）而导致的。

另一个例子是政治圈与黑社会的生存形式，两者都是容易“制造”出边缘人格的环境——关系好与坏都是假的，目标都只是为了生存。政治圈是为了得到更多的选票与支持者，然后上位；黑社会则是想要更多的金钱与人脉、地盘。前者的手段遵循法律，后者则弱肉强食、不择手段。得势时，伙伴与支持者前呼后拥；失势时，则毫不留情、落井下石。

总之，这样的不安时代，会出现愈来愈多病态的行为与思想，人性的纯善会渐渐被遗忘，取而代之的是为了在社会生存而疯狂，一边想要被关注、被喜爱，一边猜忌着别人的忠诚，疑神疑鬼，互相试探。虽然我们因为科学的发达而在物质生活上不虞匮乏，但随着人际关系的疏远、彼此的功利竞争，心灵上的空虚跟生命无价值感与日俱增，现代社会变成了养育边缘人格的温床。

被埋没的隐性边缘人格
——女人追爱是病态，男人求权是常态？

谈了这么多，到底什么时候我们会碰到这类人？什么情形下，他们会对外求助呢？

是在他们永远无法填满的空虚感发作时。

我曾为一位个案咨商了很长的时间，经过许多的冒险、挑战与关系上的处理与面对，他开始对自己有更多觉察与体会，也慢慢能够去信任别人，建立稳定的关系。但是当他真的成功建立了一段亲密关系后，他又转而从工作上、价值上继续追寻着意义，永无休止。

当然，焦虑、混乱的内在冲突会因目前的稳定状态而减少，心里不再如从前那般忧郁、痛苦，也变得更容易摆脱负向思考。但最后他告诉我，他内心有种感觉，就是他始终无法完全忍受如此寡淡、平凡的生活样貌，空洞感一直都在。

难以填补的空虚

对一般人来说，我们虽然偶尔会感觉空虚或是寂寞（其实我们要的，是追寻爱与归属或是生存意义），但调整期待或觉察自我是大部分人会有的能力。然而，对于边缘人格而言，这种追寻不单是一种渴望，更是一种填满害怕、孤单的自然反应，令他们永远不满足的，是从内在涌出来的恐惧与害怕。也因为内心黑暗面的压力，让他们很难有觉察及反思的能力，只剩下负向的自卑感与不停追寻的行为。

对边缘人格来说，空虚感与对价值、意义的无止境渴求，也许才是他们真正的疾病。因为这种内心如黑洞般的空乏无法填满。一开始会把焦虑放在友人或亲密关系中，无意识地希望透过关系的建立来填补空洞。经过无数关卡后，关系好不容易稳定了，内在的空虚状态也会使他们将不安投向工作或职业生涯。

稳定自我的路途就像是一辈子的功课，长路漫漫，充满艰辛，让他们在生命不同的时期备受挑战。

追名利、求权位，就是知进取？

生活中，渴望透过工作来追寻意义、填补内在空洞的人其实不少，平凡地活在我们身边的边缘人格也很多，不是每个伙伴都无法让自己好好平衡。问题是，某些极端行为背后，有的努力容易被别人所接受，有的则容易被看作一种病态。

举例来说，一般情况下，女性追求的往往是关系与被爱，男人追求的则是金钱与权力。把这件事放到边缘型人格疾患的诊断中，可以发现疯狂追求关系与渴望被爱的，会被视为病态；偏执地追求成功与金钱的，却会被视为上进。在这样的社会文化标准下，女性被诊断为边缘型人格疾患的，自然是男性的两倍之多，而男性的边缘型人格疾患就变成了黑数。

有的人追求金钱，有的人追求权位，有的人则是追求风光与面子，无论如何，疯狂赚钱或是想上位的工作狂或女强人，在我们的社会中都被视为正常，也更能被接纳，顶多会被调侃“穷得只剩钱”或“为赚钱不择手段”。

但事实上，我们常听到的一些无良惯老板，也许实际上只是“符合社会标准的病人”。

这个现象是社会文化所致，另一方面，也反映出社会大众的焦虑——我们往往能接受执着于金钱、权力的人，认为“这是很棒的人，没有问题”，但这也显示出我们都想“找个目标，好让自己更完整或成长”的焦虑。不过，跟边缘人格最大的差别就是一般人在这个追寻的过程中，仍能够感受到成功与价值，并将它化为自身的一部分，并且最后会因为这些价值而感觉自身完整；虽然会疲累、会痛苦，但不会时时刻刻被孤单与空虚感折磨。

边缘人格如果能用关系以外的方式追寻意义，通常他们在工作上的表现都会很出色，也大都会是成功人士。他们聪明、灵活、洞悉市场变化，除了了解人性、很敏锐外，常常为了追求成功不择手段，加上总是异乎寻常地偏执与坚持，成功自然也就水到渠成。

然而，在缺乏自我认同的状态下，边缘人格往往对权力与控制有着很深的着迷，有时甚至会迷恋有权位者、模仿别人得到的价值。

权力与金钱欲望会短暂安抚他们扭曲心灵的苦楚，这些都能短暂填补他们内在自我的空乏，但他们需要不断地追求更高的权力，才能让一切尽在掌控，让恐惧得到短暂释放，于是只能如此反复，越陷越深，渐渐成瘾。

PART3

安全感是最终解药

给亲友的协助原则

看着他们出现在我的生活中时，我心里总充满无数纠结。

因为他们真正需要的，总是埋藏在理想化与自我幼小的心灵中；凸显在外的，却是怀疑、混乱与尖锐的质疑，随时准备逃跑、攻击，或是以退为进。

在面对他们内心的混乱不安时，常常是努力再多也帮不上忙的。

他们以为能够帮到他们的亲密关系、温暖跟包容，被不安的紧张、焦虑与紧迫盯人所逼迫，变成了无法帮助他们的毒药。

他们希望能被无条件地理解、接纳，希望有人知道他们的痛苦与受伤，最好还顺带帮助他们，改变外在的生活环境，成为那个全然接纳的拯救者。

而他们以为无法帮助他们的，那些限制、规律、稳定与坦诚，甚至是特别需要被讨论的自我中心想法，才是真实接纳的必要条件。

安全感，才是帮助他们真正的解药。

渐进式互动，给予有界限的温暖

——“无条件付出”是让彼此沦陷的开始

前两章介绍了边缘人格的样貌与成因，现在来说说陪伴他们的方法。这一章对读者来说非常重要，而我要说清楚则相对困难，在介绍方法前，有几点必须强调。

第一，原则大于技巧。

我所谈到的情况，并不是绝对的答案，切忌照本宣科。请大家思考里面我想强调的重心及脉络。抓到原则，才不会过度解释、贴标签，或是懊恼为什么自己办不到。

第二，陪伴者最重要也最基础的能力，就是较高的情绪承受度。

情绪承受度指的是，在面对紧张或高张力的情绪强度时，承受压力的程度。在他人挑起冲突、发脾气、大吼大叫的情况下，仍然有保持冷静的能力，这是一个需要学习的漫长过程，不是看完文章就会的。

第三，请了解这种类型的人本身就是病识感较低的。

因为他们身处的家庭或环境长期充满不安全感，所以他们会抱着怀疑、不安与人互动，理解他人或得到帮助的机会也会降低。

小宝是从小就被安置的一个女孩，父亲因为帮派斗殴、杀人入狱，母亲则有毒瘾，两人都因为法律问题前后进出过监狱多次。

几乎从小宝上小学起，父母都没有能力稳定下来，好好照顾她。她在安置机构住了好一阵子，直到升上初中，才在社工的安排下，找到一个适合安排她进去的寄养家庭。

寄养家庭里，一家三口人住在一起，父母都已经退休，家中的女儿是在台大就读的高才生。

对这家的父母来说，家境安康、经济无虞，既然有能力帮助别人，小孩也长大了，就希望自己能够贡献社会。决定让小宝加入他们家后，两人想了很多，期待着能够给她家的温暖，给她很多爱的滋养与好的环境，填补她从小的缺憾。

小宝进到寄养家庭后，刚开始大家相处得都相当融洽、无话不谈，小宝也常有很多贴心的举动。全家人都很高兴有这样一个甜姐儿加入他们，但是一两个月过去，养父母两人愈来愈觉得奇怪。因为小宝常常会在一旁看着他们一家三人互动而一言不发，家里也常常发生一些难以解释的事，像是姐姐的钱常常不见，东西坏掉等。

若问起小宝这些事情跟她有没有关系，就会像引爆炸药一般，不单会被她指责偏心、歧视，甚至会连同姐姐一起攻击，她会表示她在这个家就是不受欢迎，也没有她立足的空间。

养父母伤透了脑筋，使尽全力对小宝释出善意，也做了很多调整，甚至会刻意避免在小宝面前对姐姐好，给她全部的爱。

小宝的状况一度好转了些，但一阵子之后，情况再度急转直下。

适逢姐姐拍毕业照，父母都很开心，因为姐姐是以优秀成绩毕业的，学校教授都很欣赏她。一天晚上，姐姐却发现穿着学士服的毕业照被小宝剪得粉碎，那一刻，全家人都无法再接受小宝了。

一阵激烈的冲突后，养父母两人心都碎了，因为他们全心全力地爱着小宝，换来的却是她更激烈的不满与占有欲——她希望姐姐能离开这个家，让养父母完全属于她。

“无条件付出”就是好的吗？

人与人之间，总有着比较、竞争或嫉妒这些较负面的成分，就像案例故事里，小宝与姐姐之间的嫉妒与比较。我们在故事里看到的是这一家人的真心换绝情，却没看到小宝心中渐渐发酵的不安与猜疑。

首先，我们要说的是，提供“有限的”温暖很重要。

在小宝的例子里，为什么养父母给的温暖无效？主因就是养父母给予的，是泛滥情而没有道理的温暖。

在华人的价值观中，温暖而愿意付出的人格特质似乎是重要且不容置疑的。我们总希望身边这样的人愈多愈好，甚至会称他们为“贵人”，因为他们乐于助人，也能在我们需要的时候给予陪伴。同理，一般认为好的助人者所需具备的特质，也有着类似的指标：有同理心、温暖、对自己的生活充满热情等。

这些听起来似乎对边缘人格有所帮助，但实际在与边缘人格的互动中，如果我们想要跟他建立一段长久稳定的关系，过度温暖不仅没有效果，甚至会对他的病症造成某种程度的反弹，或是适得其反，造成伤害。（Lisa Liebke, 2018）

切忌没有界限的温暖

个性温暖且习于付出的人，是边缘人格容易吸引到的人，就像小宝的养父母一样。助人者透过助人得到价值，边缘人格则期待拯救者的救赎，“一个愿打一个愿挨”，两者是互相满足的关系。

陪伴者或是身为友人一定要明白，温暖与付出的特质，常常会让边缘人格主动缠上、索取温暖，而我们则成为他们跨越界限、情绪勒索的对象，一开始的好反而会是之后痛苦的根源。

其中有一个关键因素，就是每个人对于人性的想象不一样。

大部分人，都对人性有着较正面的想象，对事物的看法较为积极，是乐观主义者。但边缘人格并不是如此。

想想他们从小的经验，家庭冲突、过度管控、忽略及态度时好时坏的照顾者，让他们自然而然地累积了对人性的负面想象：自私的、无理取闹的、批判的、歇斯底里与恐怖。最后，在他们观念里，好人被扭曲了，认为温暖的人另有所图，无私的人沽名钓誉等。

因此，当他们遇到好人甚至贵人，常会产生两极的想法。正面想法是认为奇迹发生，一定要紧紧抓住这个人；负面想法则是认为这些好都是虚假的，对方不过是为了得到好处而利用自己。

一开始，正面想法居多，他们抱有很多的期待与希望，但好人总会疲累，总会有想休息的时候，这时负面想法就渐渐占上风，试探与怀疑便会出场，直到关系因为争吵而毁坏殆尽。但到两人真正决裂又会经历一段漫长的过程，因为老好人总会犹豫不决，想再给对方一次机会，这时他们作为拯救者的天使般的无私举动，又会让边缘人格有更多的情绪勒索与纠缠。

合宜的互动模式

那么，针对边缘人格，较适当的对待方式又是什么样子呢?

我想套用一句老话："君子之交淡如水，小人之交甘若醴。"

愈是在面对边缘人格的委屈辛苦或是被伤害的脆弱的一面，同理或照顾对方时，愈要保持适合关系的距离。

避免交浅言深，也不要太过同情对方，一股脑地投入到关系里去帮助对方。

看上去可能是有些平淡的君子之交，但贵在交心与理解。

透过时间去慢慢磨合与认识，这样的温暖才能减少负面投射或联想，也是较合宜的关系发展过程。

从平淡的普通朋友，慢慢发展到知心好友甚至是成为家人，“慢”是其中的关键。这么做不仅能减少猜忌，若是关系出现问题，面对不安时也能在适当的距离下让彼此慢慢调适，不会因为过度温暖、亲密而有过高的期待，动辄得咎。

这样的互动模式，和我们平常容易跟陌生人透露心声是不太一样的状况。一方面，跟陌生人说话时，因为之后可能不会再碰面，讲心事也就更接近自言自语。另一方面，对方跟我们不熟悉，也就不会有太多的价值评断，反而留下足够的情绪抒发空间。

总之，无条件、一股脑地给予温暖无法帮助这类型的朋友。

我们在跟人相处时，温暖的内涵也包括理解和正向的关怀，给予别人“真正满足需求的回馈”才是重点，而不应该只满足自我的助人意愿，或认为这是“应该”要给予的温暖。

切忌交浅言深。展开一段循序渐进的关系，从慢慢接触、靠近到彼此真正认识、出现冲突，接着彼此花时间去接纳、理解差异，给予对方需要的关心，这样的过程才是健康而有益处的人际关系。

活得刺激，比平淡无趣有真实感
——陪伴他面对孤单，追寻意义

难以摆脱的孤单

一般来说，独自一人并不等于孤单。当我们独自坐在图书馆角落看书或是听音乐时，那可能是我们非常享受的独处时间。让人感到孤单的，是自我放逐的距离感，是内在自我与外在社会间的疏离与断裂，是长时间戴着面具与外界互动的结果。

虽然交流仍在继续，但自我与他人间仿佛隔着无形的阻碍，即便是欢笑、聊天，也没有精神交流与心灵共鸣，有时连最亲近的家人也无法好好沟通。

这种经验每个人都有过，明明身旁有人相陪，大家也都在聊天谈笑着，但内心的孤寂感却如海啸般一波波涌上，莫名地感到无助、失落。好像抽离开来，看见自己与他人正处在不同的世界一样，很没有真实感。那时，我们会感到自己好像不是真正地活着，觉得活着好累，好像自己与世界隔离了。久而久之，我们在空虚与孤单感中受尽折磨，以至于死亡变成一种可能解决孤单的方式……

乍看之下，这种孤单感受每个人都有，但在边缘人格身上却是特别强烈。因为在人际互动中，他们比一般人更敏锐地感受到社会化所带来的内外不一致，与人相处时无法真实表达，相处愈久、愈靠近，愈感受到虚假，也愈需要勉强自己去伪装、掩饰，内心也就自然感受到强烈的孤单与疏离。

这是边缘人格时时刻刻无法脱离的常态与现实，他们无法相信别人会喜欢自己、在乎自己，不知道自己是谁，只确定社会是危险、恐怖的，所以需要学会伪装、生存，最后感觉不到生命的价值、自我的意义。

平淡的关系他不要

在边缘人格的世界里，孤单感也会随着关系的稳定而产生，因为他们无法忍受平淡的日常生活。

一般人在刚开始经营关系时，的确会有所谓的蜜月期，充满强烈的激情与美好交流，接着随着时间推移，渐渐习惯日趋平淡而自然真实的相处。卸下心防后，累积出深厚与隽永的情感，原本的激情转化为默契与信任感。

然而，对边缘人格而言，平淡的生活模式反而会让他们感觉不到关系的真实感，明明关系靠近了，却反而感到疏离。

这是因为，真实相处、坦诚以对有时是他们所办不到的，他们需要强烈、刺激的激情，才能感受到关系的存在，否则会衍生强烈的空虚感，疑惑自己是否要跟身旁的人继续这样下去。

内心的孤单、疏离感挑起了他们对于追寻意义与价值的强烈需求——只有在与旁人强烈的激情交流中，才能确认自己存在，认为“这段关系是有价值的，而我是真正被对方需要的”。

稳定注入刺激是相处之道

我曾听过一位边缘人格伙伴这么说：“在吵架时讲出口的，才是他心中的真心话，我就是在等他跟我吵架。”

身为他们的伴侣，不能只在初期交往中有浓烈的爱与行为表示，进入相对稳定的关系后，仍然要有激情、浪漫或无法预测的惊喜，甚至要有不得不产生的真实交流——争吵或冲突。

正面或负面精神层次的生活刺激，都比每天平淡无趣的关系来得有感觉，这是让边缘人格与他人稳定维系关系的要素。这对他们来说，才有活着的感觉。

因此，成为他们稳定的朋友或伴侣，渐渐跟这样的人熟悉后，别忘了冒险刺激、毒舌真心话绝对是重要元素。不管是激情或惊喜，冲突或暴怒，都是要必须承受的相处默契。

此外，也要设法在生活中制造一些乐趣或成就感，即便是因不开心而引爆冲突，都比维持表面的和平来得好。不用担心他们会因为冲突而离开，除开无法承受分离的焦虑外，这些负面讯息对他们来说，就像是料理中的盐巴一样重要，这也是照顾边缘人格孤单感受的不二法则。

当然，你也要清楚自己的情绪承受度，也就是心脏够不够强大，因为这种充满状况的生活，身边人带来的生活刺激是最重要的元素，相对地，你要先想清楚，这些刺激与冲突会不会影响你对爱情、关系的看法与感受，这是你想要的关系样貌吗？他们最需要的是不平淡的人生与关系，如果你真的想好好地投入跟他们的关系中，请让自己每天都享受高张力、重口味，有好也有坏的刺激人生。

不当“全能拯救者”
——给建议，而非扮演问题解决者

边缘人格对于权威者或专家往往有着莫名的喜爱与偏好，因为专家象征着解决问题的能力，这让他们择偶特别倾向于寻找老师、专家、明星或某些名嘴教授等权威人士。一开始往往如胶似漆，像个偏执崇拜者一样，但久而久之往往无法好好相处，最后甚至关系破裂。

阿万是个很有经验的数学家教，他接了一个高中男生小乐作为家教对象。

家教通常就是在解题与回答问题，但小乐却不准备拿自己写的内容出来讨论，他只是一直很焦虑地问阿万题目要怎么写、答案要怎么列，但也没有很认真地记下来，就只是单纯地一直问问题，然后看阿万的反应。

渐渐地，小乐开始倾诉自己在生活上的烦心事，希望阿万给他建议。一两次下来，阿万发现，他出的作业题小乐都没有做，家教时间依然不停抛出一个个问题，想找出阿万回答的漏洞，然后继续问问题。

阿万开始觉得不对劲，不太想再回答课业以外的琐碎问题，试图回到正事上。但当他开始想要强硬地限制上课方式时，小乐难过地哭起来，显得很委屈的样子。于是，阿万心软了，家教内容愈走愈偏，也愈来愈不像他以往的家教形式。

更夸张的是，小乐每次都会超过时间，家教时间一次比一次长，情绪与问题也愈来愈多。几次阿万想要打断小乐，但小乐依然自顾自地说下去，完全不在意阿万的感受。最让阿万受不了的是，小乐连要如何跟女生交往都会问他，缠着他不停地问问题，完全停不下来。

阿万数次表示他没办法再教下去，他希望小乐把注意力放在学习上，而不是一直聚焦在个人琐事。小乐听了直说会改，满口忏悔与保证，但一次正常后，很快又依然故我，最后阿万只能黯然离开，并想着是否自己家教的方式出了问题。

边缘人格心中的“全能拯救者”

案例中，阿万渐渐地被小乐侵犯了家教的界限，一步步变成了小乐所期待的能解决所有问题及其内心不安的全能者。但这样的角色其实不存在，这是一个不合理的期待。

我们普遍认为专家是有办法处理问题的人，因为他们对待问题能理性分析、有策略及方法，这也表示我们能向他们学习，甚至有获得帮助的机会，容易产生安全感。而这个权威感，就是边缘人格期待能被他们拯救的关键。他们非常信服这些有能力、权力、地位的人，因此会很直接、快速地要求他们解答，期待环境及外在获得改变。但专家往往愈帮忙愈无力，好像事情永远不会改善。

难道是因为专家所给的建议方向错误，或专家理解得不够吗？其实不是，而是对边缘人格来说，永远会有层出不穷的新问题。

一来，他们想要的是一个能无条件依赖的对象，全权处理他们生活中所遇到的各种问题，他们既没有界限，也不懂得客气。往往会像是孩子在依赖父母一样，愈是被宠爱对待，愈容易予取予求，甚至他们家的猫狗生病了，可能也会要你帮忙带去就医。或许一开始你会很享受被依赖，甚至是被崇拜的感觉，但面对一个不想长大的另一半或朋友，你能坚持多久呢？

二来，他们不是乐观开朗、习惯面对问题的人。他们更倾向当下挑明问题、引发大冲突，或是觉得自己受到委屈而离开、逃避好一阵子。这些方式往往是负向、极端且伤害人际关系的。而生活中总有新的负面状况产生，他们往往会挑战及否定你提供的解决方式。于是，你会发现当你帮他们出主意处理问题时，他们经常会提出更多可能会出状况的地方，借此考验你能否为你提出的解决之道的效果打包票；他们还会呈现出可怜无助的样貌，甚至是用情绪勒索来逼你帮忙。生命中许多意外不是人所能预测的，而他们却希望权威者完全消除他们内心害怕、胆小、恐惧、疑虑的声音。

给建议，而不是为他解决问题

如果你扮演的是问题解决者，他们会很开心有你的建议，这样会让他们有被照顾的感觉，但后续负面情境或问题发展下去，事情却会愈来愈困难。因此，千万记得不要让自己跳入那个能够包山包海、使命必达的拯救者角色。

提醒自己，不要把所有问题的责任揽在身上，我们无法为别人的人生负责。如果担心之后的其他问题，我们可以做的就是陪伴他，不是扮演他的父母。

合宜的相处方式是，我们对自己的定位要清楚，不要一直为他们的困难出主意，可以适时地给建议，但也要遵循现实。因为我们不是当事人，即便是建议，也不见得适合每个人。

如果我们扮演的是以自己的角度给予建议的人，事情的好坏成败，责任不在我们身上，万一事败，顶多是我们建议不明智。在关系中和他保持一个自在的距离，而不是陷入模糊而黏腻的互动模式，才不会一直被他的焦虑情绪影响，才不会最后换你情绪爆炸而去逃避或反过来伤害他。

到这里，你应该已经发现什么样的人能够跟他们相处，并且保有自我、不被影响——就是在意自己的私领域，界限分明而独立自主的自我悦纳者[①]。若是需要从别人身上得到价值的，就会特别无法脱离，例如个人特质中喜欢助人，或是在乎所有人的好好先生或好好小姐。在我的理解中，这样的拯救者角色

① 自我悦纳指个体能正确评价自己、接受自己，并使自我得到良好的发展，能全然地为自己负责。自我悦纳不仅指接纳自己人格中的优点、长处，更要接受自己的缺点与不足。

其实都太爱把别人的责任扛在自己身上。其实边缘人格真正需要的是一个可以一直陪伴他们的人与关系，不管你有没有帮他们解决问题，“你不会离开他”才是真正的重点。

三大“安全陪伴”原则
——练习做个有品质的陪伴者

我们都期望自己可以帮助有类似状况的朋友或家人，让他们状况慢慢好转、稳定，但陪伴过程中，一定会面临他们负面的观点及事件。那是他们生命的一部分，却也容易让人难以负荷到想离开，或想逃避他们的情绪，而这也往往是人们无法承接他们情绪的真正原因。因此，这章的最后，要谈的是如何做一位有质量的陪伴者。

身为伴侣，能做的是……

伴侣在边缘人格的预设中是天使一样的拯救者。他们渴望一个能够真正了解、体贴的最佳情人，帮助他们从不好的环境

（原生家庭）之中脱离出来。关系一开始，就是干柴烈火式的激情，也因为抱着很大的期待与理想，所以热恋期的美好，会让他们感觉到了天堂一样无法自拔。

但是，一般人通常无法维持在如此高张力的状态，只将心思投注在另一半身上，因此当伴侣开始过平常生活、疏于照顾他们（以他们的标准而言），他们就会情绪失控、焦虑不安，甚至出现自我伤害或伤害他人的行为。然而，就另一半而言，他是伴侣，也需要被别人照顾，也需要自己的空间与时间，并非单纯的照顾者，不是天生来侍奉公主与王子的人。

因此，一旦有焦虑事件产生，例如另一半晚归或跟异性出去吃饭，或是以往生命经验中的不舒服感受重现，例如另一半说了跟以前家人类似的话，都会让他们大为光火，但实际上他们是在担心自己会跟以前一样被伤害，将过去的创伤投射到现在。

他们挑剔或生气的过程中，会不停地发生冲突。面对这样的状况时，伴侣需要做的是确定以下四件事：

1. 你能否无怨无悔、全心全意地将注意力放在他身上，把家人、朋友、同事都往后放，做到几近忘掉自我的程度，说出口的话，绝对会做到？

2. 如果你极度爱他，请完全接受他的样子和个性，包括他焦虑不安时的极端念头，极端情绪下的极度言语，但不要期待他能接受你。如果情感还需要磨合与培养的话，请在一开始就说清楚哪些事你做不到，宁可早点说清楚，也不要在热恋期勉强自己，又一边感到很有压力。

3. 不要隐瞒你觉得他会不高兴的事情，这对他而言，叫作欺骗与伤害。硬着头皮都要说出来，然后心甘情愿地接受处罚吧。假如隐瞒了，请做好往后被发现，对方会不时翻旧账的心理准备。

4. 以上三点如果你没把握做到，你们之间感情好的时候会很好，坏的时候会很坏，一哭二闹三上吊是常态，感情不会平稳、冲突会是日常。

如果要做到这四件事你有困难，请让自己早点离开这段关系，或是在这段关系里“保持有点黏但不要太黏”的相处模式。因为空间与距离（例如，一周相处两天就好）反而可以让你们彼此较为和平地相处，减少焦虑源头（但请留意，若太疏离会是另外一种焦虑）。如果一开始非常热情黏腻，后面的挑剔与反差会让人更痛苦。

若是有天下定决心要分手，请用直接、肯定、完全断绝关系的方式离开。唯一能让关系好好结束的，就是狠下心来，疏离或直接断绝联系。常有人说，跟边缘人格很难好好分手，其实就是因为一不小心就藕断丝连，想继续当朋友，那一哭二闹三上吊或网络／现实生活里的千里追杀都会发生。极端一点的情况，就是会发生危险情人的现象。

身为家人，能做的是……

若你是他家中的一员，第一个比较容易做出的选择，是让自己在家扮演相对疏离或特别理性的角色，以避免自己被当成指责的箭靶。通常到了最后，这么做会让他离开家里，也就是保持距离，以策安全。至于第二个选择，就是加入这场心理游戏，努力成为控制者，保证自己的安全。不过长此以往，这反而会让你对人有愈来愈深的不安全感，这是我不建议的。

身为朋友，能做的是……

请让自己跟这样的人保持心理上的距离，同样是避免自己成为拯救者角色，但也要持续关心对方。这么做，既能让你跟他保持安全距离，偶尔也能有帮助他的机会。

当然，你也能和他深入地交往，被他视为全能拯救者。运气好的话，若你完全符合期待，就能成为很好的朋友，同进同出。不过通常你们会因为一些小事而莫名起冲突，因为你无法完全满足他而决裂，而你完全不知道发生什么事，只能旁敲侧击地问别人。所以，稳定地给予安全感与信任才是关键。

OCB：赋予安全感的陪伴原则

和边缘人格伙伴相处时，我们习惯的沟通方式往往会让我们更加辛苦。

当我们无法承接别人的情绪时，通常都会被期待要婉转表达、要忍耐或避免冲突，甚至要当个好人，而不是开诚布公地直接表达，因为“这样很伤人”。因此，我们常会不自觉地进行暧昧沟通，而这反而会让边缘人格伙伴有更深的焦虑，成为你和他沟通上出现问题的主因。

要做好陪伴者的角色，就要跳脱出我们的“好人”文化。让我们来谈谈安全陪伴的三个基本的原则——OCB。

1. Open（公开透明）：坦诚的互动。

2. Continue（持续关心）：适度的持续关心，不要太亲密。

3. Boundary（坚守界限）：这是最重要的，一开始就要说清楚自己的底线。

· 公开透明的互动

也就是直接的、面对面的交流及沟通。

这种沟通状态在我们的文化中一直很难发展出来，因为我们从小就被教育“要有礼貌”“忍耐是美德”，包括用语上，我们不太能直接地表达感受与想法，我们被期许在社会中说好话且在意别人的感受。因此，“说真话”一直是敏感而又微妙的一件事。在社会人际互动中，好话可以说，而关于负面的评论或是意见，则不被允许直接地述说与表达。

但边缘人格的内在与生活中充满着怀疑与不安，他们的大脑总会敏感察觉许多负面的信息，因此在人际关系中，委婉而又温和的礼貌行为，反而容易让他们“发现”其中所包含的黑暗思想，这时他们的解读往往就是“说谎”、“欺骗”或“背叛”。因为这些信息，他们认为你不是一个好人，但又不能直接对你说出这些怀疑（边缘人格也很怕你发现他们内心黑暗），这时他们会旁敲侧击、声东击西，各种操弄与谎言就会出现。

总之，他们在以迂回的方式打探你有多少真心诚意，如果你看不出这层心思，以为自己已搞定问题，应该可以放松了，就太天真了。请明白，他们要的很简单，就是你能够开诚布公地表达出真实的想法与感受，好的也罢，坏的也无妨（甚至是吵架，有激烈的情绪与拉扯也无妨），“透明”才能让他们踏实地觉得关系存在且有价值，也才会认为你是一个可信任的人。

· 适度关心

对于边缘人格来说，这是最能让他们感到自己没有被抛弃的方式。不是好到如胶似漆又深深同情的关心，也不是那种情绪一来，就觉得要把最好的都给对方的关心，而是时不时出现，但又没有要涉入对方世界的嘘寒问暖。

这样的方式虽然不那么浓烈，但一直都在，又能保有各自的生活空间（也就是持续而隽永的君子之交）。

举例来说，华人家庭里所谓的关心，常常是照顾者提供物质、金钱，或是直接插手给予援助的行动方式，自己认为在关心、解决对方的问题。但实际上，这样的做法既没有界限，也不是稳定的关心，甚至会让边缘人格任性地期待你解决他的所有问题，或看成一种冷漠的交易。

· 稳定的界限

这是最难也最重要的一点。边缘人格伙伴很容易去模糊界限，他们喜欢过度的黏腻，也常常试图碰触对方的底线，因为他们想要靠近别人、拥有关系。我遇过很多边缘人格的伙伴，常常会透过当小“粉丝”、人肉搜索的方式靠近别人，一开始对方不见得能察觉出来，要等到相处时间长了，才会感觉到一些怪异与不适之处。等到惊觉对方总是得了便宜还卖乖，两人之间有些界限已经不够清楚了。

这时两人之间要重新拉起界限，势必会迎来猛烈的攻击或指责，往往都是以人身攻击、情绪勒索作为要你放弃拉界限的手段。比如说，当我告诉个案我的休息时间是九点，请他不要在休息时间打电话或传信息给我，对方一定不想接受，他可能就会开始指责我不是称职的心理师，因为我“没有同理心”①“面质不够温暖”②等而生气，或表示要调整我们见面的时间，让我不舒服。

但若是能长期坚持原则，界限稳定后，这样的方式反而能让他发现两人的关系能达成稳定的延续。

＊＊＊

① 同理心（Empathy），指能够身处对方立场思考的一种方式，助人者让个案了解，能够体会他的情绪和想法、理解他的立场和感受。

② 面质是指当助人者发现个案不一致的行为或语言、逃避面对自己的感觉与想法、不知善用资源、未觉察自己的限制等，助人者指出个案矛盾、不一致的地方，协助当事人对问题有进一步的了解。

OCB 三点要做到很难，原因不外乎是一开始没看出对方是边缘人格，或者我们自己就是习惯守着华人文化的特色与偏好——不透明、关心过多、界限模糊。严格来说，不是这样不好，而是那些我们习惯对一个人好的方式，在边缘人格身上不适用。如果真的想帮助或好好陪伴他，请记得满足对方在安全感上的需求：透明、关心、界限，如此才能让他接受这段真实的互动。

PART4

如何协助与疗愈？

给助人者的咨商指南

接下来的章节，是写给助人者的。

想提供边缘人格伙伴一些协助的朋友，我希望这一篇对你们会有所触动。

一方面提醒自己的处境，一方面也协助我们的对象。

要帮助他们走上疗愈伤痛之路，首要就是知道他们一路以来的心路历程，悲伤、失落、扭曲，那些浓到化不开的生命虚无感。

用力进入他们的世界去体验、感受，面对他们生命中的沉重，包含那些想象的苦痛、假设出来的无所不在的敌人与无止境的伤害，以及所有那些在我们看来难以理解的，对世界极度险恶、恐怖的想象。

另外，更重要的，我们无法成为一个拯救他们人生的救世主，承担不起那个全能保护者与照顾者的责任。

同理、接纳、涵容之后，勇敢面对他们的恐惧与担心。

成为一座桥梁，搭起他们跟社会的联结。

让他们放下一些猜忌与不安，好好地跟自己与别人和平相处。不要让他们用焦虑、担心，毁掉他们所期盼的这个世界。

助人者的常见困境
——好想帮他，却力不从心……

我是一位咨商心理师，但在我工作的时候，曾遇过无数想要帮助边缘人格的贵人。他们除了专家、相关的心理工作者，也有家人、伴侣，或是学校老师、周遭的亲朋好友等，大家都会站在一个良善的出发点想提供帮助，但在经过长时间的协助，常常会因为双方情感上的拉扯与失望而闹翻，或因为在某个环节没有掌握好而失去机会。

我为边缘人格伙伴感到难过，也同样为周遭人们的付出感到可惜。站在协助者的角色，我很清楚与他们咨商的过程会有非常多困难，也很辛苦，因为其中有很细腻、暧昧、难以捕捉同时又很关键的信息。也正是这些隐微的动力与信息，让我们无法真正有效地帮助到他们。

周遭亲友的常见困境

接着，我们来聊聊与边缘人格伙伴相处时容易遇到的困难。首先是周遭人们会面临的困难情境。

· 难以厘清真正的问题

在跟他们互动时，话题常常被他们主宰，没有互相的沟通，他们希望所有的焦点都在他们身上。而且他们理所当然地认为话题必须是有兴趣、以自我为核心的内容，这才是有意义的交流，所以会技巧性地用耸动煽情、偏激毒舌或是委屈可怜的方式，让大家把目光放在他们身上。为了达到目的，也常常是用最极端的方式去述说，充满了戏剧成分，只为满足他们自己与人相处的需求。

当周遭的人不知不觉被话题吸引住时，会非常地动情且投入，对他们产生同情或为他们而焦虑，希望自己可以帮上忙。但当想问清楚，或想给予协助、开始投入时，边缘人格伙伴的需求已经被满足了，也因为看到他人在乎自己的反应，对他而言解决问题已不是重点，于是顾左右而言他，或轻描淡写带过，反而搞得别人一团混乱，受到他的负面情绪影响。

· **必须承受无尽的负向思考**

另一方面，他们常会反复纠结在某种负面情绪之中，既空虚又不安，所以谈的话题常常是重复又重复，好像一直都在黑暗的状态里浸泡着——不单是耽溺其中，因为这种负面且黑暗的思想与感受是他们所习惯的状况。更甚者，他们也对正向的观点与想法无法接受，容易感到恶心或是嗤之以鼻，认为那些都只是美好的想象，世界的真实面是残酷而冷漠的。

如果想要成为他们的协助者，就必须要承接这些负向的黑暗面而不动摇，包括可能会把矛头指向你。

· **性方面的人我界限不明**

边缘人格伙伴身边的异性（尤其是男性），容易在性方面被操弄（被诱惑或是争风吃醋）。因为边缘人格伙伴的个性像小孩，性对于他们来说其实就像是睡觉、吃饭一样，没有珍惜自己或是身体界限的观念，顶多就是一个既舒服又能讨糖吃的工具而已。

对他们来说，性充其量就是用来吸引人的玩具，肉体上的满足就是单纯的愉悦而已，不牵涉真正的感情。在人我界限没有那么清楚的情况下，对别人来说很容易充满诱惑，尤其边缘人格会希望能被异性注意与关注，也就会特别显露出性吸引力，或是交流在性方面的话题特别放得开。这对多数异性来说，都会自然地看作性方面的挑逗，无可避免地被吸引。

此外，负面情绪使他们显得楚楚可怜，这往往也会变成边缘人格以性需求去拴住关系、获得关爱的手段。而当感情渐渐深入，随之而来的，往往就是排山倒海的不安全感与焦虑感，因为对边缘人格来说，他会担心这是一个关系中的交易，而这种模式的感情是虚假、不存在的。

·初始的假性良好互动

边缘人格最大的特征是，他们对于外在人事物的想象有着模糊的恐惧，所以在一开始时，会刻意表现出得体而有礼节的样子。

过分在乎礼貌，往往会让人感到疏离，但若有陌生人主动释放善意并靠近，突破了防备后，他们的界限与防备却远比一般人低，回应超乎寻常地热情、积极，并很快就想跟对方成为亲密好友，掏心掏肺。这时，受宠若惊的我们已不经意陷入了必须成为对方“好麻吉”的状况。

一般交友时，在初识互动的阶段，会尽量地开放自己，试图与对方有更多相互了解，不会那么快就对对方有定见。但边缘人格伙伴会觉得一开始看到的就是一个人真正的样貌，先入为主。当两个人进入磨合期，关系偏离了一开始的美好期待时，他就会开始想操控、情绪勒索，试图回到“蜜月期”。这时就算我们察觉到关系有问题，也难以离开了。

·容易陷入“拯救”与“被拯救”的关系

最后一点，也是最让人辛苦的，就是愈拥有助人个性与特质的人，愈容易被这样的人吸引、缠上。这是因为边缘人格常会发出需要被帮助的信息，借此吸引他人关注，而助人者则是天生的个性使然，喜欢被别人需要，喜欢付出关心，“一个愿打一个愿挨”之下，两个人就变成互相依存的情绪伴侣。

乍看这种互相的需要没有问题，也很自然，但关系最终会变成无止境的索求与苛责，因为空虚与生命的无意义感是无法透过关注填满的。这就像往沙子里倒水一样，真正的问题在于土壤（安全感）的匮乏，必须想办法改变土壤植被，而不是不停地浇灌（关心）。

专业助人者的常见困境

前面谈论的是一般人在面对边缘人格伙伴时的困难，接下来则是跟工作专业切身相关的，就是助人工作者在进行专业协助时，所面临到的困难情境。源头则是个案与助人者本身的个人议题：

·吸引助人者的话题

边缘人格伙伴对外界相当敏感，内心充满悲伤、焦虑，非常脆弱。晤谈时，一个专业的助人者很自然地会对个案抛出的话题充满同理与关心，时刻想着接纳与支持个案的情绪。

一般情况下，如果个案带着情绪，基本上没有太大的问题，但是以边缘人格个案来说，因为他们对外界带着负面想象，大都活在自己的悲伤世界里，与外在的实际状况很不一样，充满扭曲，难以处理。如果助人者一直在回应或是处理这些他们“自己感兴趣”的话题，个案会一直停留在原地，“享受”这些关心。

·给予 vs 索取：互相依赖的互动

边缘人格伙伴需要的是关系与价值，会不停向助人者索取爱与关心，而对某些助人者而言，个案也有着属于他们自己的价值——满足助人者的“拯救需求”。也就是身为助人者，能不能帮助对方，能不能付出、拯救对方的生活。

当两人变成“一个愿打一个愿挨”的关系，助人者就只能做“好妈妈”角色，既不能挑战个案，也不能提出新的观点，只能站在一个温暖、关怀的角度，不停地喂养个案内心的空洞，最后反而让个案感觉咨商无效。偏偏这样的结果，是两人互动出来的。

·太好、太快的支持，反而导致猜疑

的确，关心、同理是个案的需求，但是个案内在也有黑暗的一面——不相信人性。所以当助人者的支持来得太快、太好时，个案会展现委屈、可怜的样貌，同时又会因为心生怀疑，而无法说出真心话，维持跟咨商师的表面和平。

他们会担心假如说出心里那个充满攻击、负向的自己，会不被接纳，抑或怀疑面前这个温暖的好人，会不会只是因为工作或钱的关系，才会对自己温暖，“因为世界上不可能有这么好的人”。

·助人者需要极度敏感的高同理心

当个案开始对人性产生怀疑，或者根本从不相信任何人（包括助人者）时，他会尽量避免说出让人握住把柄的话，也会常常只讲感受，不讲事件，或是不停举一些别人伤害他的例子来解释自己的状况。

这样的情况下，助人者对个案就只能有模糊而无法确定的判断，虽能感受到个案的强烈情绪，但实际在他身上到底发生了什么事，往往像是谜题一样悬疑。

因为个案的困境实质上不是他表面提出来的问题，有经验的助人者会使用敏感的高层次同理心，从那些感受或经验，拼凑出个案真正面对的问题与困境，而不会陷在个案所描绘出的问题中，或是想帮个案解决问题，却又一直被个案拒绝。

· 话题随兴而不聚焦

在助人工作中，当我们遇到边缘人格的伙伴来求助，从专业任务来看，我们所要做的第一个工作，是厘清来人动机，也就是案主为何而来。

一开始接触时，案主会说出一个体面而具体的改变目标，然而，当我们开始搜集时“状况就出现了”。案主会异常大量地诉说自己遇到的状况，情感、家庭、人际、工作等，在各方面的问题间跳来跳去，不仅伴随着强烈的情绪，还会陷在自己的世界里。他说了很多，但似乎也没有需要助人者做些什么，跟咨商目标也没有太直接的关系。

这时，助人者往往会陷入困惑并感觉无力，对个案的诸多议题与大量信息有选择性的困难。

其实究其根本，是因为个案真正在乎的，是在关系里被无条件关注的感觉，是那个温柔咨商师的陪伴。他们所提出的咨商目标，是为助人者的需求所设计的，而不是他们真正想要填补的孤单、空虚、无意义等空洞。

· 持续抱怨与间接攻击

个案与助人者建立关系后，渐渐地，会有愈来愈多的情绪发散，因为他们内在负向自我的语言，会扩散成对外界的愤怒、攻击或指责，甚至包括对助人者的间接攻击，包含迟到、请假，甚至会拿不同咨商师的能力作比较（用别人的行为来表达对助人者的不满）。

在这样的过程中，案主其实都是在呈现生命中重要他人给他们带来的无奈与愤怒（例如对个案不好的照顾者），而不是真的在针对助人者。若助人者无法看清这一点，助人工作就容易因为害怕冲突或是过度自责而无法进行下去。

· 面对个案的无力与抱怨，想协助却不知从何下手

当助人者跟案主之间，变成照顾者（父母）与被照顾者（小孩）的关系时，助人者会担负起很多改变个案现况的责任，想办法安慰、协助对方。于是双方的互动中，助人者会陷入一直在提出建议或是同理个案的情境，而个案则一直处于“对，你说得有道理，但是我……”的反驳模式。

此外，个案给出的大量负面信息——无止境的抱怨、愤怒与悲伤，也常常让助人者的角色变得无奈而被动，不知道从何处开始着手解决问题，或是变得只能一直无条件地同理、安抚下去，最后演变成只能做陪伴的角色。

· 害怕标签化，被无止境的背景信息干扰

在专业工作中，我们常常会被师长耳提面命——不要标签化，不要太快、太片面或用特别医疗的角度去理解个案，而要尽量多站在身为一个人的立场，去看待每一个人。

话是没错，但遇到边缘人格的个案时，因为这种人格变化多且容易有状况发生，在无止境的背景信息干扰下，一来很容易陷在信息搜集里出不来，二来容易用单一危机发生与否来判断个案的状况，常常因此失之偏误，比如过度关注其自杀（伤）行为，反而很难发现个案真正的问题所在。

以上这些细节讲起来很具体，但实际发生在真实生活中时，助人者不容易在一开始就明确判断个案是否为边缘人格。因为他们的表现，不见得容易观察和辨别，尤其更多时候他们一开始就把自己隐藏起来，表现出容易相处的一面。直到相处久了，才会慢慢让人见识到偏执、情绪易起伏等特质，这时助人者才会有更多的思考，继而去辨识边缘人格的内在真实样貌。因此，这些都是经验的累积与敏感度的训练，个案提供干扰信息的影响会一次比一次小，从而穿透外在，直达他们的内心。

助人者的六大基本功
——处理好自己，才有处理他人的能力

最近出现很多与“情绪”相关的词语，像情绪寄生、情绪勒索、情绪伴侣等，这里想跟大家聊聊情绪承受度。它指的是在面对情绪时，我们所能负荷的情绪量，而这也是在面对一切情绪时的根本。

求救信号往往潜藏在强烈字句之中

我曾经听过类似的话：

“我之前的咨商师跟你做的都不一样。”

“你这样讲我好难过，我真的都不想活了。”

“我本来很清楚的，跟你谈过后我反而更混乱了。”

“咨商为什么一点帮助都没有？我还是一样痛苦跟难受。”

“我觉得你根本一点都不懂我，也帮不了我。”

“咨商师会讲这样的话吗？你的同理怎么跟书上的不一样。”

“我的世界真的不能没有你，你真的对我帮助好大，完全改善了我的生活。”

在跟边缘人格伙伴互动时，情绪常常就像是满溢的水壶，被个案的负面思考或是自怨自艾的黏腻情绪所牵动，一方面要去理解他们的感受及状态，一方面也知道自己在晤谈时有着强烈的感受，包括害怕个案死亡、担心专业上的无能、畏惧个案的指责与攻击、逃避个案的愤怒与伤心，甚至因为个案强烈的称赞鼓励而心猿意马。

就像人跟人之间相处的模式，强烈的情绪常常是我们不习惯也想抗拒的，我们总会不知不觉地希望对话方式能更温柔、更婉转，希望换来更好的和谐关系。或者，接受了个案的肯定之后，对于“说真话”就会有很多的顾虑跟歉疚。

我们常常在咨商过程中单纯地理解他们所说出的话语，但事实上，不论是攻击指责、勒索哀求，还是讨好称赞，这些都不是边缘人格真正想要传递的信息。

他们真正想传递的是：

“之前的咨商师对我很好，你能不能也对我好一点？”

“你是不是要抛弃我才说这样的话？我要死给你看。”

“你说咨商有用吗？我不相信你。”

“你对我不好，都不好好听我讲话。”

“我要的是标准答案，你能给我吗？”

“你一定要陪在我身边。”

这些信息潜藏在看似激烈的情绪话语之中，既矛盾又挣扎，像是一个幼小灵魂的喃喃自语。当这些看似无害的信息，从他们恐慌又不安的灵魂中吐出来时，就会化成激烈的情绪语言，在我们心上划下重重的一刀，痛到我们不能不去正视他们的感受。但也因为这样的痛楚太强烈了，容易让我们只注意表面的信息，忽略了激烈情绪下的求助声音。

所以，谈到情绪承受度这件事，真正必须练习的，其实是助人者自己。

接下来的几个层面与向度，都是在为边缘人格咨商之前，我们所需要修练的个人基本功。

一、个案有着各式样貌，挑动助人者的情绪

边缘人格的类型太多元，很多人因而无法好好认识他们，

卡在个案的表面样貌而模糊焦点，却引发自己的各种情绪，以下就各种样貌进行讨论。

· 滔滔不绝型

一进到咨商室，不管三七二十一就开始不停地讲自己的状况。他们会东拉西扯，讲自己生活中的事情，委屈的、快乐的、负面扭曲的……总之就是陷在自己的世界中，给出的大量信息杂乱无章。但个案真正的需求，其实就是被倾听、接纳和陪伴，所以也不是很在意助人者的反应，并没有把事情讲清楚的意图。而在焦点被模糊掉的情况下，助人者会不停地倾听下去，充满困惑地在庞大信息中迷路。

· 沉默观察型

在咨商的过程中面对助人者沉默不语，只给予最低限度的回应，眼神飘忽、不直视；默默观察与判断坐在对面的人可不可靠、是否可信、会不会背叛自己。一个焦虑、担心自己无效能的咨商师，会不停地试图去化解场面的尴尬，一直说话、解释或是同理个案，但毛躁不稳的行为反而容易让人无法信任，更加难以建立关系。

· 哭诉抱怨、死亡勒索、攻击型

这是助人者最害怕也最常碰到的类型。一开始晤谈时，他们会拼命地抱怨，甚至每次都痛哭失声，不能自已，咨商室充斥着悲伤与对外在的无力感，因此也常会谈论起自杀、消失等话题，甚至用激烈的口吻去批评、攻击或伤害别人。他们的情绪起伏之大，我曾在咨商室中多次被刺激到心悸或是全身僵硬，但仍要保持冷静，否则被个案吓到或是助人者退让了，只会换来更多越界与要求。

其实个案也不是真的想吓跑谁，而是期待这些悲伤与难过能有人来同情，就是俗称的“讨拍”，只不过他们的方式比一般人激烈太多，若没有一定的情绪承受度是受不了的。

· 质疑挑战型

另一个常见的类型，是拿别人的话来质疑助人者，例如某某老师、辅导师或前一位咨商心理师说了什么，或是拿一些心理学的专业理论来质疑或讨论等。

这类型容易让没自信或是新手助人者担心自己无法好好面对边缘人格。然而，他们这些使用心理专业理论的质疑与挑战，其实并非为了让人敬而远之，而是希望能够靠近对面的这位助人者，真正获得帮助。又或是希望透过质疑，让助人者投注更多心思在他们身上，一种既充满怀疑，又想依赖权威者的矛盾情绪。

二、个案概念化

助人者依据某个心理学理论，对案主的问题进行预测和理论假设，再由这个判断或假设，进一步形成咨询计划的雏形，这个过程就是个案概念化。个案的状况就像一个待我们去解开的谜团，而边缘人格伙伴虽然核心状况一样，但呈现出来的样貌却是五花八门，若每个个案都采取由上而下模式[①]，用同一种理论去理解，容易失之偏颇，困在盲人摸象的窘境中。

因此，在个案概念化的过程里，以他们的核心症状来看（对外的不安全感，混乱、不稳定的自我表征，不成熟的自我状态，像是长不大的小孩），其实反而是较容易辨别的。所以多认识人性，拓展自己对人类行为的理解认识，是为他们咨商的不二法门。

---

① 心理语言学、认知心理学将读者理解和学习语言的讯息处理过程，分为由下而上模式（bottom-up model）、由上而下模式（top-down model）与互动模式（interactive model）。由上而下模式与前者相反，是利用原先已有的知识与阅读经验做整体思考、建构文意，最后才进行细节的处理分析，容易有先入为主的误差及偏误。

三、自我调适

从替边缘人格伙伴咨商开始，说我自己压力不大是骗人的，因为个案类型各式各样，情绪起伏也特别大。饱含猜忌和担心的咨商关系，总让助人者疲于奔命，这时身在其中的我，总要提醒自己几件事情，避免让自己在助人历程中过度耗竭。

第一，个案改变的责任永远在他们自己身上，我们是专业人员，不是他们周遭的朋友、家人或是同事。不管处境如何悲惨，我们能协助的，就是帮他们改变自己或是适应环境，而不是施展一个魔法，让他们咨商完之后就不用去面对问题。

第二，我们的角色虽然是个案的替代性父母，但不是他真正的父母，不要以为我们一定要去照顾、温暖、无条件支持个案。除非对个案真的有帮助，不然过度滥情和毫无理由的温暖，反而会激起个案的敌意与不安全感，让助人关系充满讨好与试探。

第三，有界限的陪伴是最重要的。在整个助人历程中，它包含着稳定、安全感、真实等意义，对个案来说是关系存在的证据。个案对场构[①]挑战、助人者的试探，其实是在确认助人者真正态度的意涵。例如：他的底线在哪里？会不会因此而生气？真的会包容我吗？是否会抛弃我？讲的话可靠吗？是真心话，还是场面话？这些都是个案在踩助人者所设的界限的过程中，了解一个人的真实样貌的手段，要在这种有压力的试探状况下，个案才会相信助人者。所以，不能因为他要这些手段而伤心、动摇，那会因小失大的。我们需要的是确定自己的角色，以展现真实但不伤害对方的响应介入，才能真正帮助对方。

四、时间的规划与感受

关于助人工作，近代推崇的都是短期治疗模式，也就是短至四次，长不过十二次的晤谈次数。当然短期模式有它的好处，包括见效快又经济、需要的时间短、改变导向等；但也有它的局限性，像无法处理深层的问题，容易因为外在环境改变而失去效果，也较难改变个案根深蒂固的问题等。

① 场构即场面构成，指咨商师在咨商的任何阶段，透过一些言语，让个案知道咨商的历程或结果的相关信息，包括晤谈的时间、次数、收费方式，还有确认咨商的目标、个案的需求等。

边缘人格伙伴需帮助的地方有三：一、重新建立对外界的安全感；二、恢复对人的信任；三、自我概念的认同与成长。三者都需要时间，才能建立稳定的关系来发展安全感与信任感。

在我自己的经验里，成功的案子都经历了一年以上的咨商。心理咨商是一个长期的历程，而不是一个单次有效的经验。而这种陪伴个案走过生命旅程的时间概念，对很多新手咨商师或不熟悉边缘人格的助人者来说，容易因为急切想提供帮助而被忽略。

五、分辨个案的扭曲，不害怕冲突

边缘人格伙伴在成长过程中，多少都带着伤口长大，跟大部分人不同的是，他们特别敏感的心，会让他们为了避免受伤而先入为主地将信息扭曲，往负面解读。这件事没有所谓的好坏，只是在咨商中，会有很多带着猜忌、恶意、伤害性的想象，透过他们的话语，外界或助人者所得到的信息常会被诠释得面目全非。

因此，助人者必须有勇气去面对个案的扭曲，也要有足够智慧去看清楚被个案负面解读的世界观。甚至当个案激烈地质疑、想要起冲突时，助人者也要不动如山。如此才能在咨商过程中，带个案去认识他人的想法，看到这些黑暗面背后的动机与真实状况，认识世界的灰色地带，让他了解这也许不是一个完美的大同世界，但绝不会是他眼中的人间地狱。

六、一开始过度同理个案

最后，助人者最大的困难，就是过度讨好型的个案。因为个案的状况时好时坏，助人者若在一开始的同理中，给了个案很大的支持与温暖，案主会将这段关系视为一种奇迹，将他对美好世界的幻想与憧憬，一股脑地全放在助人者身上，进而将助人者视为拯救者、照顾者，甚至产生强烈的爱恋与孺慕之情。

当案主完全忽略外界信息与对方感受时，除了会在言语上讨好对方并产生依赖心，希望助人者完完全全当一个好的照顾者，好好呵护、照顾他之外，也会完全不允许任何可能破坏这种憧憬的行为。所以，当助人者要设界限、保持距离时，就会面临排山倒海的情绪勒索或言语攻击，他们的目的就是希望助人者继续当自己的好妈妈 / 爸爸。

助人者若没有一开始就发现个案的行为，反而沉浸在自己被个案需要、在乎、称赞咨商成效的情境里，整个助人历程就会异常地诡异：助人者一直被称赞、肯定，但是个案的生活完全没有改变，虽然情绪上相当好。这时，助人者已被个案的讨好限制住，而不得不变成他的情绪伴侣。

＊＊＊

以上六项助人者的基本功，是我在咨商过程中慢慢整理与累积出来的惨痛经验。几乎每一项都跟助人者的个人议题与成长经验有关，都是无法逃避或忽略的功课。

一开始工作时，我看到很多把助人技巧看得比个人态度和精神还重要的专业伙伴，常常会在与边缘人格的咨商过程中犯下各式各样的错误，把自己撞得头破血流，还不知道问题出在哪里，甚至自己的心情与状态也因此被牵动，变得不稳定，生活变得相当惨。我写出这篇，就是希望抛砖引玉，让有志于为边缘人格咨商的专业伙伴，知道如何稳住自己、理解他们，而不要陷在他们的悲惨世界中。

专业训练的限制
——你面对的是人，而非一个问题或症状

到底如何治疗？

边缘型人格疾患在医院所接受的治疗，模式通常会有两种。

一种是个案自行就医，或在家人、朋友协助下就医，因为强烈的负面情绪与低潮，甚至有自杀、伤人的想法，最严重时会产生解离、失忆的状况，最后选择服药治疗。另一种是个案因为自杀、伤人、歇斯底里等状况而被强制送医，需要住院、打针，甚至是穿上束缚衣，很多时候让人感觉不是那么舒服。但这也是没办法中的办法，边缘型人格疾患在发病时会失去理智，出现很多夸张与极端的行为，伤害自己或攻击别人。所以

只能用强制的手段，让他们冷静或镇静下来，避免有人受伤。

至于到底要怎么治疗，其实国内外并没有被证明有效且明确的做法。而一些被证明有效的方式，诸如心理动力取向、辩证行为治疗、人际关系取向或是整合取向、认知行为取向，其实各界说法不一。

举辩证行为治疗为例，它是唯一经过临床实验证明的治疗方式，基本上包含认知行为治疗、静心正念练习、电话联系与个别或团体技巧训练。但实验的“有效”，指的都是焦虑或自杀行为减少，治疗一年与接受其他类治疗或没接受治疗的对照组病人有差异，至于如何产生差异，其中的有效因子为何，或是这样的成效到底是“症状减少”，还是真正有“治疗效果”，还没有很明确。甚至追踪后续结果，经过半年到一年左右的时间，症状又回来了。而且，再深究其实验过程，其实也并非是单一做法，而是几乎综合了团体、个别、追踪等多元方式，才能对个案有帮助。这也变相地指出了，我们需要更完整的了解和多方面的介入。

传统疗法的限制

为什么传统疗法在处理边缘型人格疾患上相对困难呢？因为我们对边缘人格其实并没有太多的实质了解，普遍是用一种负面、失去掌控的病患概念，或是用理论的解释去看待他们。

在精神科医师的基本训练里，其实并没有很完整、全面地去讨论相关的疾病内涵（因为需要太多时间），而是以行为指标作为诊断标准，再加上药理观与心理学理论，但这会造成我们只看到这些伙伴外在的偏差问题，或是刻板的自我伤害模式。而用理论去解释人的问题，也不会看到造成这些困难的背后原因、当事人的生活或其原生家庭真正的样子。

而在心理师的训练里，除了 DSM-V 的诊断标准外，我们学到的是用理论去分析跟讨论晤谈的状况，同样也缺少对其家庭背景、成因或系统观的完整理解。与其说是学会怎么帮助他们，不如说是我们想象了一个疾病，而这些人的外在、谈话的样子符合这个疾病的症状，于是我们用自己的眼光，一种很个人、很专业经验的方式，粗鲁地套在他们身上——我们正以一种去人性化的角度，来看待这些无法适应社会的人。

更甚者，我们所受的心理学专业训练，基本上都是用一种理智、抽离的概念，告诉我们这些伙伴的状态叫“生病”。问题是，我们天天在跟边缘人格的伙伴相处啊，用这些症状描述他们，会不会太过抽离或太过特殊化，特殊到我们畏之如虎、惧如蛇蝎？

简而言之，我将这样的情形称为生命经验的差异。

因为老实说，人各自在自己生命经验中活着，很多人缺乏能力去对不同的状况做想象，所以无法理解特质脆弱的、在悲苦环境下成长的人，究竟会在现实环境的逼迫下做出什么选择，对于那些失控、夸张的行为也感到恐惧与害怕。殊不知，这些人早就存在我们的周遭，只是完全带着与我们不同的眼光生活在社会里。

从戏剧看边缘人格

举一个例子。应该有不少人看过电视剧《犀利人妻》。在一边观看，一边对剧中饰演表妹的第三者黎薇恩感到愤怒，认为这就是典型坏女人的同时，你有意识到这位看似天真活泼的小女生，内心其实是个神经质的刺猬，也就是所谓的边缘人格吗？

她内心空虚、不安，为了在新环境中努力让自己适应、生存下来，爱上不该爱的姐夫温瑞凡，并发展成外遇关系。她真心期待自己有个像姐姐一样幸福的家，但瑞凡付出再多、对她再好，她对这段感情仍充满不安与猜疑，于是他们的关系在这样充满矛盾的内在困顿中无疾而终。直到最后，她仍觉得自己才是受伤的人，选择离开这个她曾经拼了命也要爱的人。

像这样的角色放在戏剧中，我们不会觉得有任何违和感，因为夸张的戏剧效果是观众喜爱、认同的。但这样的人，其实是我们在现实生活都会遇到的：敢爱敢恨、行为引人注目，没状况时我们甚至不知道他们有问题及困难，只觉得有些行为举止怪怪的，直到他们不停在自我伤害的过程中也伤害了别人，我们可能才会发现他们的问题。

再举一个例子。

《后宫・甄嬛传》虽然是一部架空小说，但它完整地描述了一个人从对生活的美好想象、憧憬到为现实所迫，渐渐把一切都化为功利导向、生存游戏、竞争而成为后宫霸主，一个为了生存而被迫不择手段的人。

从甄嬛的转变，我们仿佛能看到边缘人格的病因与成长经历。想象一下，假如甄嬛最后能脱离后宫，回到原本的环境中，会不会她已经适应了钩心斗角，反而无法适应那个普通、温和与安全的一般环境呢？

累积生命经验，打开同理之门

当我们用所谓的临床症状来解释时，有忧郁、紧张、幻觉等现象的薇恩，很有可能会被诊断成抑郁症、焦虑症或是思觉失调症。而回到一般环境的甄嬛，如果处处神经紧张、高敏感，生活中时刻警觉，连睡觉都有问题，八成也会被判断有精神疾病。

只有当我们从一个人的全貌（生命经历的系统观）去看他时，才能理解生命中的苦，也才能明白如何伸出手去支撑这种辛苦，让他有机会喘息，甚至看到改变的可能。

很多时候，我们比较熟悉的是面对症状、处理问题，而不一定能够真正贴近眼前这个活生生的人，去想象发生在对方身上的苦痛是如何日复一日地侵蚀着他们的肉体与灵魂。对他们而言，痛苦像受诅咒般在生命里不断轮回。

一般来说，助人者通常有一定的社经地位，接受的教育水平较高，生活相对是稳定且幸福快乐的。虽然不见得没吃苦过，但是身处一个有资源、专业框架稳定的环境中，要去理解非同温层的观念与想法，需要一定的努力。

所以，生命经验的限制若要透过专业训练来克服，其实有很多的困难。

一方面需要个人愿意跨出舒适圈，去累积更多对人事物的体会与看法；另一方面，也需要有实际接案经验的督导，来增加我们对边缘人格个案之生命处境的理解与想象，拓展我们的思考和体会。否则，当个案在聊自己的生活时，那种强烈的失落、无法言说的猜忌、家庭内的互相伤害，常常会让我们在个人眼界中迷失。说到底，助人者会否被局限，取决于我们自己累积的生命厚度。

心理治疗四阶段
——建立友善关系，重建安全感

为边缘人格伙伴咨商的这段时间以来，我试过各式各样的取向跟方法，也参加过众多前辈的工作坊和讲座，比较、尝试过不同介入的效果，但感觉都不得其门而入。

我一直在思考，到底问题出在哪里？什么才是对他们有帮助的呢？

最后，通过和他们的家人、朋友的相处中，我反思整理了自己三十多年来的生活经验与十年的实务经验，我觉得真正能够协助他们的，是所谓真实关系的矫正性经验，也就是所谓的人际取向。

从实际的情形来看，边缘人格的轻重状况是一个连续的向度，在与他人的关系互动上，分轻度、中度、重度三种程度。

解析轻、中、重度边缘人格

· 轻度边缘型

一般来说，假如有重要他人（家人、好友、伴侣）的支持，他们普遍情绪稳定，会寻求更多亲密关系去依附和交流，焦虑情况相对较少。但想要更多亲密感和害怕失去，会让他们太在乎关系，担心关系出问题，担心被抛弃，状态时好时坏，动辄得咎。

这种类型在我们周遭最多，不需要去看精神科或医师，他们不会让人觉得突兀，顶多有点偏执、控制狂跟情绪化，成为我们日常生活的一部分。

· 中度边缘型

这类状态通常都发生在与关系中的重要人物起冲突或在关系中感到失落时，延续时间可长可短。此时会出现愤怒情绪，不停抱怨、报复与操控，对生命充满无价值与空虚感，不知道为什么要活着，这时可能会有目的性地伤害自己或他人，也会尝试贬低或操控重要他人，以因应被抛弃或拒绝的恐惧。

在这时期，情绪高低起伏特别明显，间接攻击、自杀威胁、精神虐待、情绪勒索等都会频繁发生。人际关系这时会出现严重状况，也是这类人向外求助的高峰期，寻求医疗、心理治疗或咨商的都有，但往往很难稳定就诊，一旦助人者一不如个案的意（不够专业、不够温暖、不够懂我、不够好看、不够体谅、不够开放、不够真诚、不够便宜、不够方便等），就会立刻结束关系。但不久后可能又再“回锅”，也是我们常说的“SHOPPING 型”个案。

事实上，他们不觉得自己有病或有大问题，他们只想要改变别人，也希望从助人者身上得到认同，或是期待有人能给一个特效药，让他们可以很快停止内心的焦虑不安。

· 重度边缘型

这是最严重的，完全符合 DSM-V 对边缘型人格疾患的疾病诊断，是完全缺乏或失去重要他人的状态，会很极端地抓住每段可能的关系。

最常见的就是与助人者的关系，他们对治疗关系有很多的期待、猜忌跟想象。出现冲动、恐慌、去个人化或去真实化等行为，有时有解离或妄想等短期精神症状，容易出现说谎、自杀、伤人等极端行为，以减轻对死亡与空虚的焦虑感。

我们常说的“危险情人”，就属于这个状态。

处于这状态的人在行为上有危险性，对自己或是他人会造成伤害，有时候甚至造成死亡，因此会频繁进出警局或被强制住院，急性病房与自杀名单上常常可以看到他们，也是我们常在社会新闻案件中见到的情杀事件主角。

他们的杀害行为是想报复对方，因为他们一直沉浸在自己被伤害的情绪里，完全进入歇斯底里、无法思考的状态。

这三个不同的程度，都跟当事人与他人的关系质量有关，可见关系对他们的影响之大。那为什么真实关系又对边缘人格有帮助呢？我想引用一位美国牧师的话来说明：

“You may be deceived if you trust too much, but you will live in torment if you don’t trust enough.”——Frank Crane

（如果过于信任，你可能会被欺骗；但如果缺乏信任，你则会被痛苦折磨。）

对于这些伙伴，我们可以感受到，他们内心其实很想要与人靠近，只是因为家庭或是成长经历，他们缺乏能放心信任的成人去依靠。儿时不停被伤害、抛弃或忽略的经验，让他们在心里不停地重复着：“人是不值得信任的。”即使他们心里感性的那面很想要拥有一段关系，但是脑中理性的部分总是一直在提醒他们：不要轻易相信别人，不要让自己再受伤。就如牧师所说，缺乏信任时，人会被无法言喻的痛苦折磨，不知道自己为何而生，不知道活着的意义与价值何在。那种“全世界只有自己”的孤独感，正不停地折磨着这个类型的伙伴。

人毕竟是群体的动物，我们都需要在社会中找到归属感、生存下来，假如对周遭一直充满着危险、恐怖、不安的想象，加上个人的孤独、空虚感，自然会变成一个情绪起伏大、跟人关系忽远忽近，甚至常把自杀当成勒索别人手段的病人了。

因此，心理治疗的历程，就是克服恐惧，重建对人的信任的旅程，进而建立起新的关系。至于如何重建安全感、信任感，不管在专业心理咨商中还是一般相处中，都有很多需要面对的问题，大致可分为四个阶段。

第一阶段：处理个案的抗拒，建立关系

处理抗拒，其实就是面对恐惧。跟边缘人格伙伴初次见面，常常是我非常慎重、认真对待的一件事。因为初次见面，大家在陌生的环境下，最容易产生的感觉就是害怕，而这本来就是他们体验得最多的感觉。这时他们会很快速地把对周遭环境或

是成长经验中认识的人的样子，投射到助人者身上，带进咨商关系里。像是这样：

“你就是跟某某一样想挑战我。”

“你八成跟我朋友一样，不会好好听我讲话。”

“我不知道，我不清楚，我不确定，你到底想要干吗？”

“老师你好棒，你好了解我。如果咨商结束了，我怎么办？”

这些语言充满了想象，来得快却又很复杂，一开始就把助人者挡在外面，让人不得其门而入，只能被个案的错误人际模式牵着走。

身为希望与个案建立关系的助人者，看懂对方恐惧、排斥的原因是很重要的，也就是前文提过的“个案概念化”。

知道对方究竟为何在关系里既疏离又黏腻，才能让对方渐渐卸下心防。因为我们要处理对方的抗拒，也就是找到任何会阻止个案投入咨商的原因。

你可能会觉得有点莫名其妙，明明是个案自己来咨商的，为什么他还会拒绝投入呢？

其实我们在谈的是，个案在咨商时，保持他在其他关系的问题模式——怀疑、拒绝或是勒索别人。

这些行为会让个案一再陷入他自己的循环中，投入关系→

怀疑→试图掌控→冲突→结束关系，他实际上并没有真的活在当下，而只是困在他自己的世界里。

除了负面行为，还有一种案主常用的方式就是讨好别人、吸引别人的关注。讨好别人是为了让他找到一个依靠，免除被抛弃的恐惧；吸引别人关注则是不管方式的好坏，只要别人注意他，就能让他有存在感，能够抵挡焦虑。

这些不同的外在行为，却都是源于内在的恐惧跟担心。为此，我们需要坦白地跟个案讨论他的行为模式与内心感受，让他知道，不管如何变动，我们都是稳定而不变的；对于他的试探与踩界限，我们也不会妥协。只有两人愈来愈坦诚地说出真实感受，才能帮助个案。

第二阶段：宣泄情绪与同理

当我们建立了初步的信任感，突破个案的恐惧后，接着就要去看他从小面对的问题与困难。关键是案主在遇到生活压力与困难后，能否想办法纾解，还是会让它们变成无法消除的疤痕，在生活中如影随形——也就是潜藏在他们心中的负面情绪。

这时，助人者的工作，就是陪着他去同理、感受，去宣泄心中的痛苦，进而建立起更深厚的联结。很多时候，觉察自己的情绪对人是很有帮助的，因为了解情绪的来龙去脉，就有办法去处理、面对自己的纠结与矛盾。剩下该做的，就是活在当下，解决问题，改善困扰。

第三阶段：面对过往焦虑与伤痛的历程

但我在实务上发现，找到问题的源头与处理过往伤痛，其实是不一样的，有时候知道愈多，看得愈清楚，痛苦就愈深刻，无力与无奈感也就愈明显。强烈的负向经验更是如此，而这也是单纯温暖陪伴的模式，如个人中心治疗等对边缘人格伙伴无效的原因（Lisa Liebke, 2018）。

边缘人格的痛苦是由关系中的疏离、操控、拒绝、伤害所产生，所以协助工作必须从处理人的关系开始，也就是透过与助人者的关系，重新相信人，而不只是温暖的陪伴。

那么，要如何从关系中去处理情绪或是伤痛呢？在人际历程取向治疗（Interpersonal Process in Therapy, IP）里有提到，有时一个人面对的情绪太沉重，重到我们完全动弹不得，必须拥有一个人的陪伴与支持，才能较勇敢地聚焦内在深层情绪，去看内心淌血的伤疤，看伤口所告诉我们的过往痛楚；透过另外一个我们所信任的人，一起重新看待过往并创造新的意义、观念与力量，最后才能跳脱那个伤害你的关系。这个过程里会发生很多的事情。

让我们来看一段对话。

筱兰愤怒地看着我。

“你到底知不知道这些都是我家人的问题！”她激动地说。

“我知道的，这些都好痛苦好伤心，他们深深地伤害了你。”我慢慢回答。

“对，但你还在帮他们说话。”筱兰好像从内心深深地吐出这句话。

我沉默了一阵子。

“但最后，你也变成了这些问题的一部分。”我说。

我深吸一口气，继续解释：“我没在帮他们说话。我只想让你知道，再继续下去，你只会跟他们愈来愈像。”

“你讲话一定要这么难听吗？就不能说点好听的？”筱兰情绪低落了下来。

“真抱歉。”我说。

“这些根本就不是我应该承受的，没人懂我的感觉。”筱兰开始哭泣。

“对，没有人应该承受这些事，我也没办法真的懂你，但我们真的不用一直活在这些痛苦中，变得好像惩罚你自己。毕竟，我们没办法选择家人。”说到最后一句，我加强了口气。

“对，我根本没有选择权。都是他们在说、在做，我只能被动接受，我恨，我好恨他们。”筱兰大哭。

我看着筱兰哭泣，点头响应，目光一直没有从她脸上移开，等待她情绪缓和一点。

“那我们，不要因为他们的错而处罚自己，好吗？”我缓缓地说。

“我可以吗？”筱兰问得像是一个孩子。

“我想，每个人都可以，这就是我们在这里的原因。”我看着筱兰说。

上面这段对话里，个案对助人者过度美好想象的破灭，彼此分享真实感受但又不伤害对方，回馈对彼此观点、意见不同的失望，指出个案重复恶性循环的行为，但又能理解她的苦衷等。

助人者需要细腻地照顾个案的情绪，并尊重个案的生命痛苦，虽然过程中有冲突、面质、紧张，但又不会把关系毁灭掉，而让自己成为关系中的一分子，与个案一起面对、一起承担、一起思考。

我曾听过一句话："在关系中，分担的痛苦是减半的，分享的快乐是加倍的。"这大概就是为什么在面对人生的黑暗面时，总是要透过关系来处理。

第四阶段：找回真正的自我

当人真正面对内心的伤痛后，就会产生想真正为自己而活的动力，因为屏除了一些负向循环的行为模式，也懂得在某些外在关系的焦虑中适时安抚自己，并开始想把重心拉回到这些问题：我到底要什么？我是谁？我想变成什么样子？跟以往自我中心的依赖、任性不同，这时的需求更为成熟、更能放眼未来，也会追寻某些深层的意义与交流。

边缘人格的敏感，让他们很难忍受孤单，也很难自我陪伴。他们需要找到属于自我的价值与意义，才能在生活中活出更完整的自己。下面几点是他们需要努力的：

1. 重新看待自己的人际关系，明白过去自己所造成的负面影响。

2. 理解自己的家庭背景，停止愤怒。接受它，但不一定要原谅它。

3. 重新找回自己的兴趣、热情，比如运动或是团体体验。

4. 在工作或是未来的人生规划上有新的想法。

以上四点包含了人际、家庭、自我、生涯等面向，能在个案改变心态后，重新审视自己。当他们慢慢在这四个面向中找回信心与勇气，人生便有了重心与意义。虽然不安与焦虑依然存在，但已经不会再影响他们，能够重新相信人、爱人，也重新接纳自己真正的样子。当一个人能付出关爱时，象征他也能充分照顾自己，心理问题就不会再造成困扰。

然而，并不是每个助人者都能跟个案一直长时间走下去，直到走完四个阶段。这之中有很多原因与需要注意的关键，像是能不能面对与个案之间的冲突，甚至是他直接或间接的攻击与伤害。

当他把美好想象加注在你身上，你必须表现出最真实的样子。

让他看清楚，你不是他生命里幻想出来的天使。

你就是你，如此才能让案主跳脱出过往的生命脚本，在关系中创造新的剧本。

＊＊＊

很幸运地，我陪伴不少伙伴走完了这四个阶段。下一节，我想分享我结案的感受与经验。

咨商关系结束
——结案是给他独立成长的机会

结案对很多助人者来说，是道别与祝福，是一个美好旅程的结束，但对边缘人格来说，却可能是一个被抛弃的过程。

经历了两年多的咨商，筱兰走出了内心的悲伤，有了自己新的生活与价值，也到了我们说好的关系结束的日子。

筱兰凝视了我好一会儿，欲言又止。

“你知道，我会过得很好吧！”她有点迟疑地说。

“我当然相信你会。”看着筱兰的眼睛，我肯定地回答。

“我会非常想念你的，还有这段咨商关系。”她说。

“当然，你忘了的话我会伤心的，这段时间可是相当不容易。”我笑着说。

“啊，我虽然哭，其实我很高兴。”筱兰一边哭，一边笑着说。

“我知道，我跟你一样，都很为彼此的珍惜高兴。我祝福你在未来的生活里，一直都记得这种被在乎的感觉。”我认真且坚定地说。

“再见了。虽然担心离开这里后，不会再有这样的好经验，但是这段回忆让我勇敢，让我知道我值得被爱。哭，是因为开心吧，虽然里面夹杂着伤感。”筱兰哭着说。

“保重。有需要的话，随时欢迎你回来看我。”

“我知道，再见。”筱兰最后说。

后来，我们又约了几次单次的晤谈，筱兰的状况愈来愈好，之后也渐渐没有她的消息。

谨慎结束咨商关系

从一开始，我们就在面对一个对于“生病”的交互想象：个案感受着自己的空虚、焦虑、恐慌与冲突，助人者则面对案主接着产生的各种自我保护行为：猜忌、攻击、拼命抱怨。在咨商过程中，个案会不断有新的期待产生：“我好了没？”“助人者能不能给我一个‘方法’，让我变好？”“每次谈完，那个效果到底有没有出现？”

如果你对我前面所谈的还有印象，你会知道，这是一段漫长的旅途，需要长时间的努力，才能填补他们所缺乏的安全感与“内心意义的空洞”。

这不是专家给出一个方法就会短时间见效的事情，而是需要慢慢前行，让两个人间的关系变成一个重要价值，也渐渐在个案心中产生意义与重量。

因此，我们必须小心地去面对关系的结束，因为这可能是个案在生命中，第一次让关系结束在美好的祝福中，是一个有意义的里程碑。

给予案主好关系与安全感是我们最重要的目标，这能让案主得到对他们有帮助的矫正性情绪经验，用不同的角度去拓展他们对人性、世界的想法，进而追寻属于他们的意义与价值。

结案的功课

对于咨商关系的结束，有几件事情是最后结案时要与个案一同完成的：

- **讨论这段时间以来，两人关系与案主的改变。**
- **对负向循环的再次提醒或是觉察。**

· 对找到的自我价值再次给予鼓励。

· 回馈彼此对于关系的在乎与肯定。

· 承诺关系不会因为结束而消失。

· 结案后，关系的改变与预期。

· 对未来的祝福与放手。

谨记治疗的主要目标，不是在短期内改变个案的人格模式，而是帮助个案寻求与其人格特点冲突较小的生活模式。

如此，便能减少个案因为与周围环境冲突而产生的痛苦，也减少个案给周围环境带来的麻烦。

若处理得当，随着时间的推移，治疗关系带来的正向力量会让个案在人格上的某些异常状态慢慢恢复正常，进而追寻个人意义。因此，结束咨商关系时，我们要努力让这些经验继续留在个案的意识当中，让他们有勇气学习独立，以成熟的方式与他人建立关系，而不是死命地拉着谁不放手。

同时，也要让个案明白，即使咨商关系结束了，咨商师也愿意在他有需求时，视情况进行一两次的咨商，或是重启咨商的历程。

曲终

我期望透过这本书，让大众对边缘人格有更多新的了解，而不单单是用病理观与卷标化模式来对待他们。因为事实上，这是一个诡谲多变的年代，信息爆炸导致了社会与家庭从稳定趋向瓦解。人们刻意地在乎表面现象，背后所隐含的是内在更深层的不安与恐惧。

过去因为人们不了解精神疾病，付出了许多社会代价，精神病患遭遇到不公平的对待、不断被污名化。直到现在，仍有许多重大社会事件，在新闻、脱口秀节目的有意报道下，事件中的精神疾病患者被贴上“恐怖杀人魔”的标签。大众只看见其表面离经叛道的犯罪行为，很难真正看到他们身上背负的沉重人生。其实精神疾病患者很多是长期身处不好且充满压力的环境，导致病情反复发作。

遗憾的是，病患对于自己通常是无病识感的，如果身边的家属或朋友没有正确的观念能协助他们，常常会延误就医，使得病情持续恶化。最常见的就是拒绝接受正规医疗，转而求助宗教或是民俗疗法，直到最后状况愈来愈严重，失控并伤害了身旁的人，造成沉痛的后果。

更进一步地说，现今社会文化让人们之间变得陌生，互动关系更疏离。大量且多变的信息管道，反而增加了人们生活上的空虚感与焦虑感。而家庭观也正在解构当中，年轻族群愿意组织家庭的人数大幅下降，人际相处的问题似乎成为最严重的人生议题，愤青、厌世的态度像病毒般滋生，整个社会充满困惑……

我希望抛砖引玉，让大家重新带着人性关怀去看待这群内心充满挣扎，正在痛苦与困惑中的伙伴。一来，去除人们因为不正确的病理观而对就医产生的担心与害怕；二来，让更多人重新设身处地、将心比心地去理解他们，搞清楚他们真正的需要与困难。诚然，讨论边缘人格的理论已经多不胜数，但我希望以一个身在其中的家人、朋友的角度，一个更为大众化的立场，好好理顺这些打结的人生样貌。

这几年我在专业发展中，开设了许多相关的专业课程，期望借由课程内容的分享，让其他助人专业者对边缘人格有一些新的认识，也探讨了一些有效的协助技巧。与此同时，因缘际会下，我也得到许多人很棒的回馈，收获很大。

我期待未来有机会可以结合更多的资源与协助管道来帮助边缘人格者。我深信对他们的协助，长期而稳定的陪伴关系，在许多不同领域的专业角色共同合作下，会有更显著的效果。事实上，我处理过几个重症的个案，也确实在长期的系统合作中，达到理想、稳定的状态。但若是在咨商过程中有一两个环节我对边缘人格充满误解，那就会事倍功半，这时大部分的时间都花在系统沟通上。

这本书除了给专业人士许多治疗上的建议，我也非常期待边缘人格的读者与其家人，可以透过本书的描述，多一些了解与觉察，相信自己或家人有能力让生活不再恶性循环，也尝试着用新的观点看待过往的生命，重新相信自己与他人的联结。

焦虑与不安可以用很多方式处理和减轻，它其实就是我们生命的一部分，即使无法摆脱，但可以学习与之共处，找到与它们之间的平衡。更重要的是，这种焦虑、不安是会透过家庭经验延续的，我希望这样的辛苦在我们这一代就想办法解决，不要让它变成家族的传承，延续到孩子的人生。

如果你是因为身边有边缘人格的亲朋好友而阅读此书，那么我衷心地想给你一个拥抱。谢谢你一直不离不弃地陪伴着他们，这绝对是一个艰辛的过程，我想告诉你的是，你并不孤单。跟你一样，我也正经历着这样的过程，我希望在书中你能看到如何与他们相处的重点，这本书对你来说可能很不好读，也希望你不要被我举出的一些例子惊吓到。如果仍有疑问，很欢迎你来信告诉我。

＊＊＊

我不是一个会好好把文字记录下来的人，而是一个不停接案、督导，一心做助人工作的心理师。工作的前面几年，都在接案、教学、讨论个案中度过，可能也是因为这样，我累积了相当多的实务经验。在宝瓶的总编亚君找我之前，我想我应该是不会出书的人。但，这本书诞生了，就在她提醒我要写书的无数个脸书信息中，一点一点写出来了，很感谢这段旅程（煎熬？！）与亚君的大力支持，希望这本书对社会是有意义的。

这本书是我十几年的人生经验及助人生涯积累而成。一直陪在我身边的另外一半，很庆幸她也是助人工作者，陪着我一起思考、讨论（两人常无意识进入开会状态），给了我相当多的建议及回馈，也让我知道把经验写下来有多重要。没有她，这本书无法完成。

最后，我知道一路上受到了很多人的帮助，编辑、学生，甚至是个案充满信任的分享，我心里充满感恩，也知道自己其实还有很多需要努力的地方。我们都在面对这个社会的激烈动荡，也努力安定自己。我想让大家知道，其实希望一直都在，只需要一个好的关系带着我们，我们就有勇气好好克服这个充满危险、彼此伤害的外在环境。